养老服务职业技能培训教材

老年照护

初级

教育部1+X职业技能等级证书试点项目

中国社会福利与养老服务协会
北京中福长者文化科技有限公司 组织编写

中国人口出版社
China Population Publishing House
全国百佳出版单位

图书在版编目（CIP）数据

老年照护：初级 / 李勇主编；中国社会福利与养

老服务协会，北京中福长者文化科技有限公司组织编写

. -- 北京：中国人口出版社，2019.11（2021.9重印）

养老服务职业技能培训教材 / 冯晓丽总主编

ISBN 978-7-5101-6776-8

Ⅰ.①老… Ⅱ.①李…②中…③北… Ⅲ.①老年人

–护理学–技术培训–教材 Ⅳ.①R473.59

中国版本图书馆CIP数据核字（2019）第227029号

养老服务职业技能培训教材
老年照护：初级
YANGLAO FUWU ZHIYE JINENG PEIXUN JIAOCAI
LAONIAN ZHAOHU：CHUJI
冯晓丽　总主编　李勇　主编

责 任 编 辑	何　军　魏　娜	
装 帧 设 计	北京楠竹文化发展有限公司	
责 任 印 制	林　鑫　单爱军	
出 版 发 行	中国人口出版社	
印　　　刷	小森印刷（北京）有限公司	
开　　　本	889毫米×1194毫米　1/16	
印　　　张	13	
字　　　数	460千字	
版　　　次	2019年11月第1版	
印　　　次	2021年9月第3次印刷	
书　　　号	ISBN 978-7-5101-6776-8	
定　　　价	68.00元	

网　　　址	www.rkcbs.com.cn
电 子 信 箱	rkcbs@126.com
总编室电话	（010）83519392
发行部电话	（010）83510481
传　　　真	（010）83538190
地　　　址	北京市西城区广安门南街80号中加大厦
邮 政 编 码	100054

"健康中国2030"规划纲要专家组

组　长　王陇德

副组长　刘德培

成　员　(按姓氏笔画排序)

马　军　王　辰　卢元镇　刘尚希　刘国恩　何传启

李　波　李　铁　张伯礼　肖诗鹰　於　方　柯　杨

姚　宏　胡鞍钢　高　福　葛廷风　詹启敏　鲍明晓

编　委　会

总主编　冯晓丽

主　编　李　勇
副主编　薛　梅　王冬梅

编委会成员　（按姓氏笔画排序）

王立军　任胜军　刘有学　刘则杨　许　虹　李冬梅
李秀惠　李　斌　张明亮　张彦文　陈东升　金晓燕
周春芳　赵法强　姜小玲　贺丽春　袁　治　钱　英
徐启华　徐岷利　徐　健　凌淑芬　高澍苹　黄岩松
曹艳龙　韩　华　谭疆宜　熊承刚　魏　兵

编　者　（按姓氏笔画排序）

于小虎　马连娣　王　佳　王春霞　王　琳　王博巧
兰　萌　李　莉　杨慧兰　邹　亮　张宁新　张海霞
张　磊　陈燕珊　罗贯军　金　静　孟庆娟　徐向前
郭雪媚　黄利丽　彭斌莎　蒋　薇

出版前言

"健康中国行动"科普出版是实施健康中国战略、落实《"健康中国2030"规划纲要》《健康中国行动(2019～2030年)》的重要举措。

按照中央宣传部和国家卫生健康委领导指示精神,健康中国行动科普出版项目要围绕健康中国行动总体部署,紧紧依靠"健康中国2030"规划纲要专家组和"健康中国行动"专家咨询委员会的指导,全面、规范、有序推进。作为国家卫生健康委的直属联系单位,中国人口出版社在中央宣传部、国家卫生健康委各司(厅、局)和直属联系单位以及专家组专家的指导下,制订了《健康中国行动科普出版项目实施方案》,涵盖三大领域:一是出版卫生健康法律法规、标准规范、指南、经验、研究成果等工具类图书,作为社会各界实施健康中国战略、"把健康融入所有政策"的指导与参考;二是出版与卫生健康相关的国家和行业职业考试培训教材;三是出版面向大众的健康科普读物,适当引进其他国家健康科普成果,"强化健康常识,普及健康知识",提高公民健康素养。计划在3年内推出1300种健康科普出版物。

我们坚信,在党中央的坚强领导、相关部委的支持以及专家组专家的指导下,健康中国行动科普出版项目一定能为广大人民群众提供更加丰富多彩、科学实用、"真善美"兼备、具有亲和力的健康科普产品。敬请期待。

序

2019年1月，国务院出台《国家职业教育改革实施方案》，这是促进技术技能人才培养培训模式和评价模式改革、提高人才培养质量的重要举措，是拓展就业创业本领、缓解结构性就业矛盾的重要途径，对于构建国家资历框架、推进教育现代化、建设人力资源强国具有重要意义。教育部及时推出"学历证书＋若干职业技能等级证书"制度（以下简称"1+X证书"制度）试点项目，充分发挥教育资源服务经济社会发展的人才支撑作用，积极引导并推进应用型职业院校大学生职业能力建设，为深化教育体制改革、服务经济社会发展开辟了创新之路。

2019年4月，国务院办公厅印发了《关于推进养老服务发展的意见》，提出多项举措完善养老服务体系、优化养老服务供给，破除发展障碍，健全市场机制，有效满足老年人多样化、多层次养老服务需求，老年人及其子女获得感、幸福感、安全感显著提高。在多项举措中重点强调了扩大养老服务就业创业，建立完善养老护理员职业技能等级认定和教育培训制度，大力推进养老服务业吸纳就业。

目前，我国已经成为世界上老年人口最多的国家，巨大的养老服务需求与专业化服务提供不足的矛盾日益突出。截至目前，我国失能、半失能老人有4 000多万人，按照国际标准，失能老人与护理员3：1的配置标准推算，至少需要1 300万专业照护人员。但目前各类养老专业服务人员不足50万人，老年照护的技能人才急缺，难以满足老年群体对专业服务提供的迫切需求。

2019年，教育部及时推出"1+X证书"制度，率先在社会服务业5大领域开展"1+X证书"制度试点工作。其中，在养老服务领域确定了需求最迫切的老年照护职业技能等级证书试点项目，以引导创新建立养老服务行业产教融合、多元化办学机制，推动院校、企业和社会力量形成合力，共同建立养老服务专业技能人才培养、人才评价模式，提升行业服务水平。中国社会福利与养老服务协会（以下简称中福协）对此项试点工作高度重视，深感参与此次试点工作意义重大，责任重大，在教育部职业教育与成人教育司、教育部职业技术教育中心研究所的指导下，委托全资子公司——北京中福长者文化科技有限公司（以下简称中福长者公司）积极参与试点工作，结合中福协近年来在民政部领导下创新开展养老服务职业技能人才培养方面取得的经验和成果，积极申报教育部职业教育培训评价组织，参与"1+X证书"制度试点工作。

中福长者公司自被教育部确定为首批职业技能培训评价组织以来，和国内相关职业院校密切合作，邀请来自相关机构的养老服务行业专家积极参与，在中福协之前已研发的养老服务职业技能实务培训系列教材的基础上，针对紧缺的老年照护专业，首批研发了初级、中级、高级老年照护职业技能等级标准（含课程大纲、课程标准、技能考评标准），并在此基础上编写了《养老服务职业技能培训教材——老年照护（初级）》《养老服务职业技能培训教材——老年照护（中级）》《养老服务职业技能培训教材——老年照护（高级）》，该系列教材紧扣新时代老龄群体对专业照护服务的需求，借鉴了国内外最新的实践成果；对应岗位核心技能和学历专业核心课程，教材等级划分与岗位层级、学历层次同步递进，理论知识与实操技能比例结构合理。我相信，老年照护职业技能教材的研发与推广应用，将为养老服务领域相关职业技能教材的快速开发提供借鉴，为"1+X 证书"试点工作在养老服务领域的有序推进发挥引领作用。

依靠行业企业发展职业教育，推动职业院校与企业的密切结合是职业教育改革的方向。养老服务专业技能人才队伍建设也是中国养老服务业有序推进面临的重大课题。国务院办公厅印发的《关于推进养老服务发展的意见》对新时代养老服务业科学发展做出了新的部署，进一步明确了养老服务业在国家调结构、促质量、惠民生中的重要作用，中国的养老服务业前程似锦。让我们抓住机遇、协同创新、积极作为、共谋发展，为促进养老服务职业能力建设、提高中国老年人福祉做出积极贡献！

中国社会福利与养老服务协会会长

教育部 1+X 老年照护职业技能

等级证书试点项目指导委员会主任

2019 年 7 月 1 日

前言

随着老龄社会的快速到来，我国已经成为世界上老年人口最多的国家，巨大的养老服务需求与专业化服务提供不足的矛盾日益突出。老年人值得全社会的尊敬和爱戴，更需要关心和帮助。积极应对人口老龄化、为老年人提供有尊严的专业照护服务，从而提升老年人的生活水平和生命质量是全社会的共同愿望。

为认真贯彻落实国务院 2019 年 1 月出台的《国家职业教育改革实施方案》精神，2019 年 3 月，教育部及时推出"学历证书 + 若干职业技能等级证书"制度（以下简称"1+X 证书"制度）试点项目，其中确定在养老服务领域首批推出老年照护职业技能等级证书试点项目，这一重大举措旨在充分发挥教育资源服务经济社会发展的人才支撑作用，积极引导养老服务领域行业企业与教育领域相关职业院校快速融合，有效引导相关应用型职业院校大学生关注中国养老服务业对人才的迫切需求，努力学习掌握养老服务相关职业技能，为中国养老服务业的科学发展培育专业化职业技能人才队伍，确保养老服务业可持续发展。

在教育部职业教育与成人教育司、教育部职业技术教育中心研究所的精心指导下，中国社会福利与养老服务协会（以下简称中福协）全资子公司——北京中福长者文化科技有限公司（以下简称中福长者公司）积极参与"1+X 证书"制度试点工作，被教育部确定为"1+X 证书"制度试点项目首批培训评价组织。公司严格按照教育部"1+X 证书"制度试点的工作进度要求，依据中福协团体标准技术委员会制定的初级、中级、高级老年照护职业技能等级标准、培训标准、考评标准，整合品牌职业院校和行业品牌机构的专家资源，按期组织完成了《养老服务职业技能培训教材——老年照护（初级）》《养老服务职业技能培训教材——老年照护（中级）》《养老服务职业技能培训教材——老年照护（高级）》研发工作。

本套教材面向中等职业学校、高等职业学校、应用型本科学校学生及专业人员。《养老服务职业技能培训教材——老年照护（初级）》包括职业认知、安全防护、饮食照护、排泄照护、睡眠照护、清洁照护、冷热应用、转运照护及急危应对内容，涵盖了养老机构护理人员的岗位需求和职业技能要求。教材定位准确、框架合理，突出前瞻性和实用性，从多个角度帮助学员理解和掌握老年照护服务的专业技能和质量要求，对相关职业院校的在校学生掌握老年照护初级职业技能提供了技术支撑。

《养老服务职业技能培训教材——老年照护（初级）》在天津医学高等专科学校薛梅教授、成都铁路卫生学校李勇副校长的带领下，组织专业编写团队，以高度负责的态度，以中福协组织研发的养老服务职业技能实务培训系列教材为基础，深入养老机构调研，与实务工作者共同商讨，广泛征求相关领域专家意见，形成的一部既具有专业水准，又具有对岗位能力培训发挥引导作用的应用型教材。该教材将与今后持续开发的其他岗位职业技能培训教材相配套，形成养老服务领域职业技能等级证书系列教材，并在行业中推广应用，为加快我国养老服务业人才队伍职业能力建设发挥重要智力支撑作用。

"十二五"期间，中国社会福利与养老服务协会作为民政部直管社会组织，在民政部高度重视和专项资金的支持下，先后研发完成了《养老服务体系建设应用型科研项目十大课题成果》《养老服务职业技能实务培训系列教材》，并通过民政部专项资金支持的培训项目在行业中有效推广应用，在养老服务领域树立了培训服务品牌。在"十三五"后期，中福长者公司积极参与教育部"1+X 证书"制度试点项目，深感责任重大、任务艰巨，我们有信心在上级部门的关心指导下与各试点院校、各省培训考评机构携手同心、精心组织、严格管理、有效推进，力争圆满完成试点任务，不辜负政府部门和全社会的期待。

在此，我们对教育部、民政部对此项工作给予的关怀、信任和指导表示衷心感谢！对积极参与试点项目和教材研发的专家团队表示诚挚的谢意！我们相信，有国家重大政策的引领，有养老服务行业的期盼，有全国试点院校和培训考核机构的鼎力支持，"1+X 证书"制度一定会在养老服务业生根、开花、结果，在不久的将来转化为职业技能岗位的优质服务，使全国老年人安享幸福晚年。

因编写教材时间有限，还需在培训工作实践中不断充实完善，不足之处恳请读者批评指正，并提出修改完善意见，我们将不胜感激。

中国社会福利与养老服务协会

北京中福长者文化科技有限公司

老年照护职业技能等级证书项目推进组

2019 年 7 月 3 日

目录

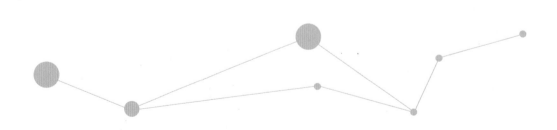

1 工作领域一
职业认知

为认真落实《"十三五"国家老龄事业发展和养老体系建设规划》中关于"推进涉老相关专业教育体系建设，加快培养老年医学、康复、护理、营养、心理和社会工作、经营管理、康复辅具配置等人才。建立以品德、能力和业绩为导向的职称评价和技能等级评价制度，拓宽养老服务专业人员职业发展空间"的要求，在养老服务相关专业学历教育和老年照护人员职业技能等级基础上，积极探索完善老年照护职业发展体系，打通老年照护人员职业晋级渠道，创新建立了老年照护职业技能等级——初级老年照护职业技能、中级老年照护职业技能、高级老年照护职业技能。

学习目标

1. 具备初级老年照护人员的职业道德和素质，遵守相关法律，具有尊老敬老爱老的职业素养。
2. 掌握初级老年照护工作卫生、着装礼仪、工作礼仪、沟通方法。
3. 熟悉岗位职责、职业道德、老年照护服务中应遵循的伦理学原则、常见伦理问题及其防范、相关的法律法规文件、老年权益保护中存在的问题及处理策略、服务礼仪相关知识、沟通相关知识。

任务目标

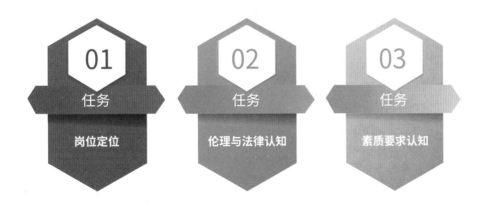

01 任务	02 任务	03 任务
岗位定位	伦理与法律认知	素质要求认知

任务 一 岗位定位

》【任务导入】

任务描述

小王是中职护理专业毕业，因为考取了《老年照护技能等级证书（初级）》，顺利在城里一家大型养老中心就业，从事老年照护工作。小王发现，每天开展照护工作前的例会上，组长刘老师布置完每位照护人员的任务对象、工作内容和注意事项后都要强调："大家一定牢记自己的岗位职责，一定要遵守照护工作职业道德！"

任务目标

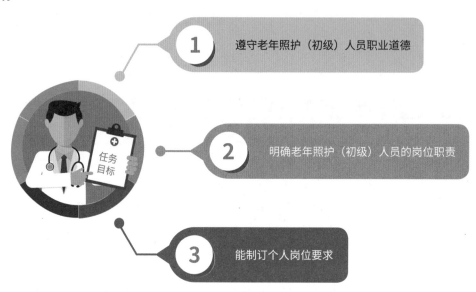

1 遵守老年照护（初级）人员职业道德

任务目标

2 明确老年照护（初级）人员的岗位职责

3 能制订个人岗位要求

》【任务分析】

老年照护人员明确自己的岗位定位是完成本职工作的前提，本次学习任务是明确老年照护（初级）人员的职业定位、岗位职责和应遵守的职业道德。

一、职业定位

老年照护，也称老年照护服务，是指经过各级岗位技能培训、获得相关专业能力证书的专业照护人员为全日制养老机构、社区服务机构、居家的失能或半失能老人提供饮食、排泄、清洁、睡眠、助行等生活照护服务和专业照护服务。

本岗位职业定位。指能够为老年人提供饮食、排泄、睡眠、清洁等基本日常生活照护服务，并且能够应用基本照护技能进行安宁、转运、应急救护等专门技术照护服务的初级技术人员。

二、岗位职责

（一）为老年人提供相关生活照护

1. 饮食照护。帮助老年人科学合理进食进水，为进食困难的老年人进行鼻饲法特殊饮食的服务。

2. 排泄照护。帮助各类老年人安全顺利排泄，如协助如厕，帮助卧床老年人使用便器、更换尿垫及纸尿裤；帮助老年人呕吐时变换体位，使用人工取便的方法辅助老年人排便等；能够为留置导尿管的老年人更换一次性尿袋，为肠造瘘的老年人更换粪袋等。

3. 睡眠照护。对各类老年人提供睡眠帮助，保证老年人充足睡眠。

4. 清洁照护。为老年人整理更换床单、清洁口腔、清洁与梳理头发、清洁身体、更衣等；为卧床老年人预防压疮和对房间进行消毒等。

5. 冷热应用。帮助老年人使用热水袋、湿热敷，使用冰袋或温水拭浴为高热老年人进行物理降温。

（二）配合上一级专业人员提供以下照护

1. 转运照护。帮助老年人使用助行器进行活动，使用轮椅和平车转运老年人。

2. 应急救护。协助医护人员进行老年人外伤的初步止血应急处理、摔伤后的初步处理、骨折后的初步固定及搬运、氧气吸入操作等，并配合为老年人提供烫伤、异物卡喉、痰液堵塞、跌倒的临时处理和心脏骤停现场复苏。

3. 日常生活训练。组织老年人进行穿脱衣服训练和站立、行走等训练活动。

（三）其他工作任务

1. 配合组织老年人参加康乐活动。

2. 积极参加与岗位相关的各类培训，提高服务能力与质量。

3. 认真完成上级交办的其他工作任务。

三、职业道德

（一）职业道德内涵和作用

1. 道德。道德是社会意识形态之一，是人们共同生活及其行为的准则和规范。

2. 职业道德。职业道德是指人们在职业生活中应遵循的基本道德，是职业品德、职业纪律、专业胜任能力及职业责任等的总称，是与人们的职业活动紧密联系的符合职业特点所要求的道德准则、道德情操与道德品质的总和。它既是在职业活动中的行为标准和要求，同时又是职业对社会所负的道德责任与义务。

3. 职业道德的特点和作用。在道德的基础上突出了行业性、连续性、实用性、规范性、社会性、时代性。从事社会服务的人员应遵循爱岗敬业、诚实守信、办事公道、优质服务等原则，通过职业自律体现行业的价值观，促进企业文化建设和团队凝聚力，进而促进社会和谐进步。

（二）老年照护人员职业道德

1. 举止端庄，文明礼貌，遵纪守法。

2. 热爱老年照护服务工作，忠于职守，履行岗位职责。

3. 以人为本，根据老年人生理、心理、社会等方面的需求，在岗位上体现尊老、爱老、孝老理念，为老年人提供优质照护服务。

4. 尊重老年人的人身权利，注意保护老年人的隐私，自觉维护老年人的权益。

5. 认真学习专业技术，在工作中精益求精，不断提高专业服务能力。

6. 对同事以诚相待、互敬互让、取长补短、助人为乐，具备良好的沟通协调能力。

7. 廉洁奉公、严于律己，不接受老年人及其家属馈赠，不言过其实，不弄虚作假。

8. 自尊自爱，自信自强，自觉献身老年照护事业。

》【任务评价】

岗位定位任务学习自我检测单

姓名:		专业:	班级:	学号:

职业定位	什么是老年照护
	初级老年照护人员岗位职业定位
岗位职责	为老年人提供相关生活照护
	配合上一级专业人员提供以下照护
	其他工作任务
职业道德	职业道德内涵和作用
	老年照护人员职业道德

任务二 伦理与法律认知

》【任务导入】

任务描述

王奶奶，75岁，3年前因患阿尔茨海默病被家人送入康养中心。因王奶奶的照护人员小赵升职当组长，便由小李接替照护。当赵组长把小李介绍给王奶奶并交代好任务离开后，不管小李如何试图交流，王奶奶就是不予理睬，小李只好默默完成照护后离开。

第二天上午，小李准备与王奶奶聊天并陪伴她进行室外活动，但王奶奶不认得小李并拒绝她进入房间，不管小李如何解释，王奶奶就是不愿接受小李的照护，甚至已经记不得先前照护她的小赵了，王奶奶打电话给她儿子说："家里进贼了！赶快回来抓小偷！"赵组长闻讯赶来，安抚王奶奶的情绪，并与小李进行了交流，强调在老年人照护中要重视基本伦理和相应的法律法规。

任务目标

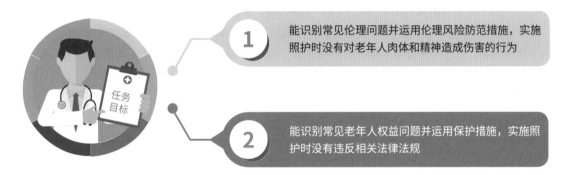

1. 能识别常见伦理问题并运用伦理风险防范措施，实施照护时没有对老年人肉体和精神造成伤害的行为

2. 能识别常见老年人权益问题并运用保护措施，实施照护时没有违反相关法律法规

》【任务分析】

伦理和法律法规起到规范照护人员对老年人的照护行为的作用。伦理是指人与人相处的各种道德准则，伦理要求人的行动上没有对别人的肉体与精神造成伤害的行为，合人情、合人理的行为，蕴含着依照一定原则来规范行为的深刻道理。法律法规是指中华人民共和国现行有效的法律、行政法规、司法解释、地方法规、地方规章、部门规章及其他规范性文件等。

一、职业定位

老年照护行为的规范化遵循伦理准则，体现出支持维护行为负责及关心关怀，遵从以下基本伦理学原则。

（一）尊重原则

尊重主要是指对老年人自主性的尊重，也就是说老年照护人员应当尊重有自主能力的老年人自我选择、自由行动或按照个人意愿自我管理和自我决策的权利和行为。因此，如何尊重老年人的自主性，老年人的自主性受哪些限制等问题就成为实践过程中需要着重考虑的问题。尊重原则除了对老年人自主性的尊重以外，还包括对老年人知情同意权、隐私权等的尊重。实现尊重原则是与老年人建立和谐关系的必要条件，也是保障老年人根本权益的可靠基础。

（二）不伤害原则

不伤害是指在照护过程中不使老年人受到伤害，包括身体伤害（如疼痛、并发症、损伤、残疾和死亡等）和精神、社会伤害（如精神痛苦、经济损失和受侮辱歧视等）。不伤害的义务既包括避免或减少实际的伤害，同时也意味着避免或减少伤害的风险，即在照护过程中，应将风险降到最低。

（三）关爱原则

关爱是一种发自内心的母亲对孩子般的关怀照顾，这是一种自然感情，任何人都需要这种感情。关爱最能体现照护的本质和专业的核心价值，关爱也是广大患者的一种心理期待，因此，关爱作为伦理原则的核心，是锤炼职业道德意识、指导照护行为、修炼道德情操的灵魂。照护人员要不断加强道德修养，培养一种自觉的伦理关爱。

（四）公正原则

公正是指不偏私、不偏袒和正直。社会公正，主要指对一定社会结构、社会关系和社会现象的一种伦理认定和道德评价，具体表现为对一定社会的性质、制度以及相应的法律、法规、章程和惯例等的合理性和合理程度的要求和判断，社会公正是衡量社会合理性和进步性的标志之一。个人公正，既指个人行为的一种根本原则，也指个人的一种优良品德，主要表现在个人为人处世中，能以当时社会的法律、规章和惯例等为标准，严格规范自己的行为，正直做人，办事公道，能够保持自己行为的合法性、合理性和正当性。

二、老年照护常见伦理问题及其防范

（一）常见的问题

老年照护行为中不符合伦理道德的主要表现如下。

1. 缺乏人文关怀。最显著的表现是缺乏耐心和爱心。缺乏耐心是指照护人员对记忆力减退、听力不好、动作迟缓的老年人表现出不耐烦情绪。老年患者尤其是长期卧床的老年患者个人卫生情况很不理想，从职业道德角度来讲，在此情况下照护人员应该关爱老年患者，帮助清洗擦拭并及时更换被褥，但在职业行为违背伦理道德的状态下，职业照护人员对这样的老年患者置之不管，甚至连基本的照护操作都不愿意执行，这是缺乏爱心的表现。

2. 忽视心理关怀。老年人的风险承受力下降，情感脆弱，容易感到孤独、寂寞，情绪低落，心理上畏惧疾病和死亡，渴望得到周围人和家人的关心。照护人员一般情况下只是遵照医嘱对老年患者进行疾病照护，很少会注意老年人心理的变化，很少帮助老年人排解心中的孤独、寂寞，忽视心理照护的情况普遍存在。甚至，有些照护人员在照护过程中已经发现老年患者出现不交流、不进食的抑郁萌芽，仍然视而不见，只做自己的照护操作。

3. 漠视和不尊重。相对于缺乏人文关怀和忽视心理关怀而言，漠视和不尊重是一种程度较重的违背职业照护伦理道德的表现，对老年患者的身心所带来的后果也是非常严重的。

漠视和不尊重从语言方面来说，体现在照护人员对老年患者恶语相向，例如，有些老年人不服老，虽然独立行走能力不强，但仍不允许照护人员帮助，造成跌倒、坠床等意外，这些都是照护中的不良事件，职业照护人员对于这种情况较为排斥，认为老年患者不能准确自我评估，而非照护人员主观判断错误，因此极度反感，所以在语言上会采取较为不恰当的言辞；对于失能的老年患者，个人卫生不太理想，照护人员会产生嫌弃的心理，有的会直接对患者表达不当言辞。

漠视和不尊重从非语言方面来说，体现在照护人员对老年人的主观疏离和暴力殴打。有些老年患者，身边虽然有子女看护，但子女因各种原因不尽照顾义务，职业照护人员会认为老年患者子女的不孝顺连累了自己并增加了自己的工作量，加之老年人会将对子女的不满转移到照护人员身上，在这种状况下，行为违背伦理道德的照护人员多数会对老年患者有不满情绪；一些老年患者感到孤独、寂寞，希望与照护人员多交谈，行为违背伦理道德的照护人员会采取主观疏离、置之不理，也就是我们所说的"假装看不见、听不见"。对于老年患者，特别是失能的老年患者，行为违背伦理道德的照护人员甚至会对其暴力殴打。

老年照护中的漠视和不尊重造成的不仅是老年患者身体的创伤，更是心理上不可治愈的创伤，甚至是付出生命的代价。这种漠视与不尊重不仅违背职业道德，更是触犯法律。

（二）防范策略

1. 尊重服务对象的人格。在照护服务中，照护人员会接触到一些特殊的老年人，如长期患病老年人、精神疾病老年人等，照护人员在工作中应以人道的需要行事，有爱心、耐心和同情心，要尊重这些特殊老年人，不能因为他们疾病的特殊性而损害他们的人格和尊严。

2. 尊重服务对象的权利。由于在养老机构这个特定环境，照护人员更要注意尊重服务对象的权利，保护他们的合法权益不受侵害。

3. 公正地对待每一位服务对象。照护人员在单独照护老年人时，对老年人的家庭背景、社会地位、经济状况等比较了解，因此，照护人员应培养自己的慎独意识和慎独行为，对每一位服务对象都应认真负责，慎独尽责，做到一视同仁，严格按照操作规程和职业伦理道德规范做好各项工作。

4. 有高度的责任感和严格的自律性。高度的责任感体现在对健康人的亲情感慰，对患者的心灵安抚，对逝者的临终关怀和善后处理。由于养老机构中照护的老年人多是健康人群、失能老人在一起，照护人员应以集体利益为重，对机构的所有老年人负责。

5. 坚持团结协作精神。在照护工作中，与相关人员建立团结协作关系，照护人员、医技人员应同心协力，树立整体观念，技术上相互配合，工作上密切合作。

三、老年照护中相关的法律法规文件

近年来，我国老龄事业和养老体系建设取得长足发展，老年人权益保障和老年照护业发展等方面的法规政策不断完善，老年照护人员肩负着老年照护体系和健康支持体系中的双重责任，需要不断学习并遵守与老年人照护服务相关的法律法规政策、规范要求等。

（一）老年照护相关法律

1. 《中华人民共和国老年人权益保障法》。目前，以《中华人民共和国宪法》为统领，以《中华人民共和国老年人权益保障法》为主导，包括法律、行政法、地方法规、部门规章政策在内的老龄法律制度体系已经基本形成。

《中华人民共和国宪法》第四十五条规定："中华人民共和国公民在年老、疾病或者丧失劳动能力的情况下，有从国家和社会获得物质帮助的权利。国家发展为公民享受这些权利所需要的社会保险、社会救济和医疗卫生事业。"这从根本大法上保障了公民的养老权益。

1996 年首次发布、后经几次修正的《中华人民共和国老年人权益保障法》以《中华人民共和国宪法》为依据，是我国第一部保护老年人合法权益和发展老龄事业相结合的法律。这部法律的第一条即明确了"为了保障老年人合法权益，发展老龄事业，弘扬中华民族敬老、养老、助老的美德，根据宪法，制定本法"。

《中华人民共和国老年人权益保障法》以法律形式确定了对老年人权益的保护，在保障老年人合法权益、发展老年事业上发挥了积极作用。在社会服务方面强调"发展城乡社区养老服务，鼓励、扶持专业服务机构及其他组织和个人，为居家的老年人提供生活照料、紧急救援、医疗护理、精神慰藉、心理咨询等多种形式的服务（第三十七条）"，"鼓励、扶持企业事业单位、社会组织或者个人兴办、运营养老、老年人日间照料、老年文化体育活动等设施（第三十九条）"，"养老机构应当与接受服务的老年人或者其代理人签订服务协议，明确双方的权利、义务。养老机构及其工作人员不得以任何方式侵害老年人的权益（第四十七条）"等。照护人员应熟知老年人权益保障的条款，依法履行岗位职责，为实现"老有所养、老有所医、老有所为、老有所学、老有所乐"而努力。

2. 《中华人民共和国侵权责任法》。老年人照护服务必然要应对老年人的身心健康问题，随时可能会涉及老年人及老年人亲属的民事权益。根据《中华人民共和国侵权责任法》第二条规定，民事权益"包括生命权、健康权、姓名权、名誉权、荣誉权、肖像权、隐私权、婚姻自主权、监护权、所有权、用益物权、担保物权、著作权、专利权、商标专用权、发现权、股权、继承权等人身、财产权益"。第七章关于医疗损害责任的条款也依然适用于为患病老年人提供医疗护理服务的工作，"医务人员在诊疗活动中应当向患者说明病情和医疗措施。需要实施手术、特殊检查、特殊治疗的，医务人员应当及时向患者说明医疗风险、替代医疗方案等情况，并取得其书面同意；不宜向患者说明的，应当向患者的近亲属说明，并取得其书面同意（第五十五条）"，照护人员在工作中必须重视并获得老年人或其亲属的知情同意。"医疗机构及其医务人员应当按照规定填写并妥善保管住院志、医嘱单、检验报告、手术及麻醉记录、病理资料、护理记录、医疗费用等病历资料（第六十一条）"，"医疗机构及其医务人员应当对患者的隐私保密。泄露患者隐私或者未经患者同意公开其病历资料，造成患者损害的，应当承担侵权责任（第六十二条）"。

（二）老年照护相关政策

老年照护人员在从事老年人照护服务中，必须时时关注和把握老年照护管理与发展的方向和趋势。在国家政策层面，国务院 2013 年发布了《关于加快发展养老服务业的若干意见》，2017 年印发了《"十三五"国家老龄事业发展和养老体系建设规划》，为完善养老体系进行了顶层制度设计；在行业管理层面，民政部门、卫生健康部门先后出台了加快和完善养老服务体系建设的相关规定，如《养老机构设立许可办法》《养老机构管理办法》等，发布了《关于推进医疗卫生与养老服务相结合的指导意见》，制定了《养老机构安全管理 MZ/T 032-2012》《老年人能力评估 MZ/T 039-2013》《社区老年人日间照料中心服务基本要求 GB/T 33168-2016》《社区老年人日间照料中

心设施设备配置 GB/T 33169-2016》等标准。护理人员应在照护服务中按照国家、行业管理的政策规定落实和推进工作。此外，在需要提供诊疗技术规范规定的护理活动时，护理人员应按《护士条例》要求，取得护士执业证书；在开展专业性护理服务中遵守《中华人民共和国侵权责任法》《医疗事故处理条例》《中华人民共和国传染病防治法》《医疗废物管理条例》《医院感染管理办法》等相关法律法规规章，严格依法依规从事专业性护理工作。

为切实保障老年人的合法权益，规范和保障老龄产业发展，国家有关部门制定了一系列政策文件、相关规划与标准。

四、老年人权益保护中存在的问题及处理策略

（一）老年人权益保护中存在的主要问题

老年人是国家的财富、社会的财富，他们为国家、社会、子女奋斗了几十年，步入老龄后还在发挥着余热，他们的合法权益虽然得到了重视和保护，绝大多数赡养人对老年人尽到了赡养的义务，但不尽赡养义务、侵犯老年人合法权益的现象还时有发生，主要表现为以下几点。

1. 赡养人赡养意识缺乏。赡养人是指老年人的子女以及其他依法履行赡养义务的人。在通常情况下，赡养人是老年人的子女。《中华人民共和国婚姻法》第二十八条规定，有负担能力的孙子女、外孙子女，对于子女已经死亡或子女无力赡养的祖父母、外祖父母，有赡养的义务。这从两个层面明确了赡养人，即通常情况下是子女，特殊情况下是孙子女、外孙子女。《中华人民共和国老年人权益保障法》第十一条规定，赡养老年人是指对老年人经济上供养、生活上照料、精神上慰藉，照料老年人的特殊需要。但是，有些赡养人没有认识到老年人的自身局限性，不在生活上照料，不在精神上慰藉，甚至不予经济上供养，使这些老年人感到孤独、心灰意冷、缺乏生活的信心。

2. 老年人受虐待、遗弃。有的老年人年轻时未能读书或读书很少，无固定工作，老来没有养老金；有些老年人子女多，住房紧张，以致在子女婚后仍和子女住在一起，在父母与子女之间、翁婿之间、婆媳之间为生活琐事发生矛盾后，有些很难缓解，往往导致矛盾激化，此时的老年人本身处于劣势，在家中可能受到虐待，个别老年人受不了这份"气"选择了离家"出走"，被赡养人遗弃在外。

3. 老年再婚受到干涉。《中华人民共和国老年人权益保障法》第二十一条规定，子女应当尊重父母的婚姻权利，不得干涉父母再婚。子女对父母的赡养义务，不因父母的婚姻关系变化而终止。可是现在社会上仍存在干涉老年人再婚的情况。

4. 老年人财产受到侵犯。老年人对子女的生活、婚姻无不予以操持和关心，但有些子女产生了错误的想法，认为父母的钱就是自己的钱，父母的房子就是自己的房子，以至于自己不工作向父母要钱，凡此种种，使得老年人的财产经常受到侵犯。

5. 老年人权益受侵犯得不到有效制止。我国虽然高度重视普法工作，但发展不平衡，向社会宣传维权、组织老年人维权的宣传力度不够，有些家庭成员侵犯了老年人权益还认为这是"家务事"，外人无权干涉。长期下来，老年人权益受到侵犯后未能得到有效制止。

（二）处理策略

1. 加大宣传力度，树立维权意识。

2. 管理部门应制定相关的社会福利政策、法规和规章。在完善配套法规的基础上，还要制定社会福利机构的规划，使社会福利机构和社会福利事业发展适应"银色浪潮"的需要。

3. 建立制度标准，确保规范运营。建立、健全老年照护相关法律法规和准入、退出、监管制度，规范养老服务市场行为。加快出台和完善老年照护的相关服务标准、设施标准和管理规范。

4. 司法服务进机构，为老年人维权提供切实保障。可接纳法律专业的大学生为法律志愿者，在机构开展法律服务。一方面，可以为大学生创造一个锻炼自我、提升自我的社会实践机会；另一方面，为老年人、机构服务人员提供解答法律疑问和援助的机会。机构可以与当地司法局联系，设立"法律援助中心联系点"，专门受理严重侵犯老年人权益的案件，特别针对一些经济贫困、无诉讼能力的老年人，为其提供法律援助，以维护老年人的合法权益。

5. 加强学习，将法律法规相关内容纳入岗位培训，建立长效机制。

》【任务评价】

伦理与法律认知任务学习自我检测单

姓名：	专业：	班级：	学号：
应遵循的伦理学原则	尊重原则 不伤害原则 关爱原则 公正原则		
常见伦理问题及其防范	常见的问题		
	防范策略		
相关的法律法规文件	相关的法律		
	相关的政策		
存在的问题及处理策略	存在的主要问题		
	处理策略		

任务三 素质要求认知

》【任务导入】

任务描述

张奶奶，82岁，老伴已去世，儿女在外地工作，送来康养中心，主要照护人员小李负责协助其日常生活。小李生活中喜欢把自己打扮得漂漂亮亮的，特别喜欢穿高跟鞋、化浓妆、披肩发、穿超短裙；工作时穿着比较随便，有时工作服染上污渍也不及时更换和清洗，不喜欢听人唠叨，与老年人交流不多。张奶奶思想比较传统，喜欢整洁，喜欢与人聊天，把与她孙女年龄相当的小李当自己孙女一样看待，看不习惯的就要求小李改正。一天早上，张奶奶又说小李不该穿超短裙、涂大红色口红和浓黑眼影，工作服上昨天染上的污渍也没有洗掉，小李可不希望张奶奶老是说她，就生气地对张奶奶说："你又不是我什么人，干吗管这么宽，能照顾你就算不错了！"张奶奶气得直流眼泪，早饭吃得很少，小李也不理她。组长刘老师了解情况后，与小李进行了深入的交流并提出严肃批评，小李也认识到错误并决心改正。

任务目标

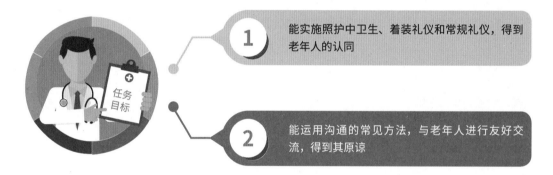

1. 能实施照护中卫生、着装礼仪和常规礼仪，得到老年人的认同

2. 能运用沟通的常见方法，与老年人进行友好交流，得到其原谅

》【任务分析】

老年照护人员不仅直接承担了老年人的生活照料和基础护理，而且肩负着国家、社会、老年人家庭对老年人的关怀，为了圆满完成社会重任和使命，老年照护人员需要了解自己的职业性质、工作须知、服务礼仪及个人防护等知识。

一、照护礼仪

老年照护人员的工作和其他服务行业一样，是为了建立和谐的人际关系，达到高水准的服务目标，需要老年照护人员不断提高自身素质，所以老年照护人员必须掌握基本服务礼仪，包括卫生礼仪、着装礼仪、工作礼仪、服务态度、语言礼仪、举止行为礼仪等。规范到位的文明服务在尊重别人的同时也会赢得别人的尊重。

（一）老年照护人员的卫生要求

1. 日常卫生。老年照护人员要养成良好的卫生习惯，每天刷牙，每晚泡脚，经常沐浴，保持口腔、身体无异味。

2. 头发卫生。老年照护人员的头发要经常洗，修剪要整齐，刘海不过眉，长度不过肩。如果留长发，要用头花束在脑后，避免头发、头屑掉在老年人的饭菜上。

3. 面部卫生。老年照护人员可以略施淡妆，保持面部洁净，精神焕发，避免口、鼻、眼有分泌物，禁浓妆艳抹。

4. 双手卫生。老年照护人员要用"七步洗手法"常洗双手。饭前、便后要洗手；清理便器后要洗手；整理老年人用品后要洗手；照护老年人后要洗手。指甲每周剪一次，不留长指甲，不涂指甲油，甲下不存污垢。

科学的七步洗手法是在平时清洁双手和日常生活中预防肠道传染病的关键，步骤如下（图1-1）：①掌心搓掌心；②手指交错，掌心搓掌心；③手指交错，掌心搓手背，两手互换；④两手互握，互擦指背；⑤拇指在掌中转动，两手互换；⑥指尖摩擦掌心，两手互换；⑦一手旋转揉搓另一手的腕部、前臂，直至肘部，交替进行。

注意每步至少来回洗5次，尽可能使用专业的洗手液，洗手时应稍加用力，使用流动的清水，使用一次性纸巾或已消毒的毛巾擦手。

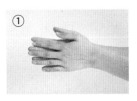
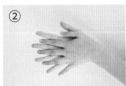
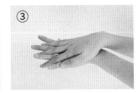
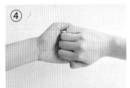
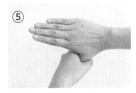
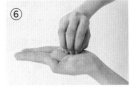
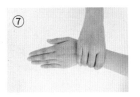

图1-1　七步洗手法

5. 其他卫生。老年照护人员要注意全身卫生，需要每天清洁换洗内衣、内裤，保持内衣、内裤干燥，女性还要注意经期卫生，避免感染和异味。

（二）老年照护人员的着装要求（图1-2）

1. 干净整齐。老年照护人员工作装要干净平整，朴素大方，领口、袖口简单利落，扣子整齐不缺，裤脚在鞋跟以上平脚面处。

2. 色彩淡雅。老年照护人员着装整体色彩要淡雅，上衣裤子搭配要合理，忌大红、大黄、大紫等。忌黑色以避免沉闷。围裙、套袖要相配。

3. 协调得体。老年照护人员工作装要大方、合体、符合时令，不能过小、过紧，也不能过大、过松。女士着装忌短、忌露、忌透。夏季女士所穿裙装长度要在膝盖以下，禁忌仅穿内衣、睡衣和短裤进行工作。

4. 鞋袜轻便。老年照护人员鞋袜搭配要考究。鞋子要求软底轻便，配上和肤色相近的袜子。不宜穿凉鞋或靴子，更不宜光脚、穿拖鞋。

5. 饰物点缀。巧妙地佩戴饰品能给女士增添色彩，老年照护人员可以点缀一些不造成伤害的布艺饰品，但是严禁在工作时间戴戒指。

（三）老年照护人员的工作礼仪

1. 老年照护人员服务态度。

（1）主动热情：老年照护人员见到老年人、家属或来访者时，要主动打招呼，微笑着问一声："您好！""您需要我帮助吗？"为了表示尊重，必要时可以行15°鞠躬礼。

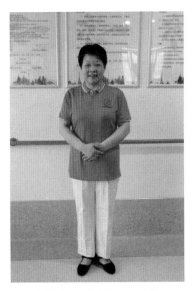

图1-2　照护人员着装要求

（2）耐心周到：老年照护人员为老年人服务，要想老年人所想，急老年人所急，耐心地为老年人解释，细心地观察老年人没注意的问题，及时周到地为老年人解决问题，让老年人和家属体会到老年照护人员的爱心。

（3）文明礼貌：老年照护人员要有微笑的面容、真诚的眼神、优雅的肢体语言，要讲普通话，使用礼貌用语，如"您好""请""谢谢""对不起""没关系""请原谅""再见"等，不骂人，不讲粗话，不大声喧哗，不随意发脾气。

（4）尊重老年人和家属：老年照护人员要尊重老年人和家属。具体表现在对老年人和家属的关心和体贴上，表现在对老年人健康状况的熟悉和了解上，表现在微笑和善解人意的服务上。要经常换位思考，"假如我也老得需要别人照顾""假如我也躺在这张床上""我希望老年照护人员怎样对待我"。

文明服务是表达尊重的最好方式，同时文明也带来尊重。让老年人和家属感受到老年照护人员给予的崇高礼遇，老年照护人员就会赢得他们的尊重，让老年照护工作顺利进行。

2. 老年照护人员语言礼仪。交谈时的礼仪是表现文明礼貌的重要方面，老年照护人员与老年人和家属交谈时要和颜悦色，态度诚恳，音调平和，语速适中，谦虚亲切，回避隐私，不言人恶。遇到矛盾，要做到不急不躁，不温不火，不推卸责任。与其"理直气壮"，不如"理直气柔"，如此更容易得到人们的喜爱。

3. 老年照护人员举止礼仪。

（1）姿势。老年照护人员面对老年人、家属或来访者时，要使用好肢体语言，如微笑、鞠躬、握手、招手、鼓掌、右行礼让、起立回答问题等。站有站相，坐有坐相。交谈时正视对方，认真倾听或侧耳聆听，不要东张西望、看书看报、挖耳朵、抠鼻子、剪指甲、上下抓挠、左右摇摆。

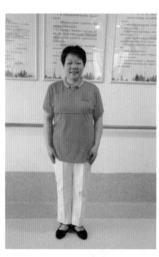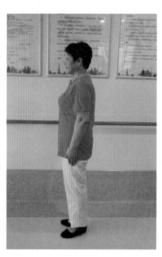

图 1-3　站姿

（2）站姿。老年照护人员站立时，身体要与地面垂直，重心放在两个前脚掌上，挺胸、收腹、抬头，双肩放松，两腿并拢，双臂自然下垂或在体前交叉，眼睛平视，面带微笑，不要歪脖、扭腰、屈腿等（图 1-3）。与老年人谈话时，入座时要轻柔和缓，起座时要稳重端庄。不要随便坐老年人的床铺，不要斜倚在老年人床头被子上，不要跷二郎腿或抖腿。

（3）坐姿。老年照护人员落座后要抬头，上身挺直，下颌微收，目视前方；挺胸立腰，双肩平正放松；上身与大腿、大腿与小腿均成90°；双膝自然并拢，双脚并拢，平落于地或一前一后；坐在椅子的前部 1/2 或 1/3 处即可；双手交叉相握于腹前（图 1-4）。

（4）走姿。老年照护人员行走时要轻而稳，胸要挺，头要抬，肩放松，两眼平视，面带微笑，自然摆臂（图 1-5）。为老年人端饭菜、端饮料等要屈肘，双手将物品平端在胸前稳步前行。不要低头含胸、左摇右晃、脚掌拖地。遇到紧急情况，可以小步快走，但要保持镇定，不要大步流星地快跑，避免制造紧张气氛。

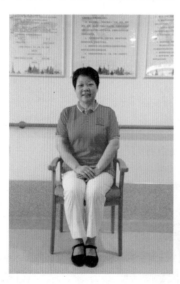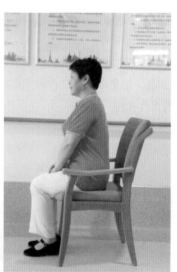

图 1-4　坐姿

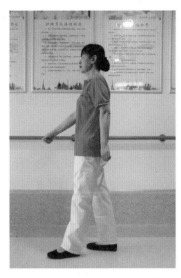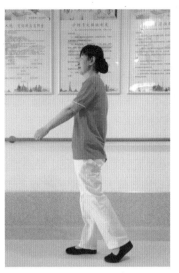

图1-5 走姿

二、照护沟通

沟通是与老年人交换观念、表达态度、袒露心声的重要手段，也是与老年人建立良好关系的桥梁。要做到有效的沟通，老年照护人员不仅要掌握沟通的知识和技巧，也要具备良好的沟通素养和专业态度。老年照护人员要在实践中不断强化自己与老年人沟通的能力，从而提高照护工作效率，促进老年人身心健康。

（一）沟通与交流技巧

1. 言语恰当。与老年人交谈时应语言简练、音调适中，使用标准规范的语言，让老年人能够正确接受，要使用尊称，如爷爷、奶奶、叔叔、阿姨、大爷、大妈、伯父、伯母等。尊重老年人是沟通的基础，态度亲切和蔼，才会被老年人接纳认可。结合老年人的心理有意识地进行交谈，尽可能地避免令人情绪低落的负面话题，多谈积极性的话题，给予老年人支持和鼓励。

2. 善于倾听。要认真倾听和接收、理解、思考老年人讲话的内容，同时创造一个轻松、自由倾听的良好氛围，使老年人能敞开心扉，将其不安、担忧之事以及内心的想法都说出来。让老年人把话讲完，不要随意打断或插话。像"你别说了""我都听了好几遍了""说点别的"，这样的语言就容易挫伤老年人倾诉情感，是照护人员的禁忌。非语言行为往往是老年人真情的流露，照护人员要善于观察老年人的面部表情、手势、神态等非语言行为，理解其弦外之音，以了解其真实的想法。

3. 反复核实。在与老年人交流时，对于老年人说话的重点给予重复，帮助老年人再次确认，避免发生误会。照护人员没有听清的事情，不要按照自己理解的意思去做，应该与老年人核实，最后对与老年人交流的事情进行总结，得到老年人的确认。

4. 引导交谈。开场白的技巧是交谈成功与否的关键，良好的开端是交谈成功的一半，特别是对少言寡语的老年人，要以面带微笑，以和蔼、关心或赞美的态度打开局面。当老年人交谈偏离话题时，切记不要急于转移话题或阻止老年人，一定要婉转地转变话题。结束交谈时也不要过于着急，从体贴老年人的角度结束话题，如"您累了吧，咱们休息一下，以后再说好吗"。

5. 把握交谈的节奏和时间。老年人反应比较慢，交谈的节奏不要过快。交谈要选择合适的时间，不要在吃饭时、休息时交谈，每次交谈的时间不要过长，以防止老年人身体劳累而引发不适。

6. 适当的肢体语言。适当的肢体语言会增进照护人员与老年人之间的亲密感情，简单地握握手、摸摸脸、拍拍肩、拥抱一下都有着人际交流与沟通的大学问。握握手会让老年人觉得老年照护人员态度亲切；摸摸脸、拥抱一下会为老年人带来一种受到依赖者关爱的喜悦；拍拍肩会使老年人有一种和照护人员比较默契的感觉。这些肢体语言将老年照护人员的爱和关怀传递到老年人的心里，使他们能配合照护工作顺利进行。

（二）沟通过程中的注意事项

1. 注意沟通的方式。对年纪大的人来说，喜欢回忆过去，靠谈过往的事情来填充目前的精神活动，因此，沟通可以以聊天的方式先让老年人谈自己喜欢的话题，增强彼此的信任感，继而更多关心现在的切身问题，如是否碰到不开心的事情，身体有没有不舒服等。

2. 因人而异的沟通技巧。老年人生理、心理、社会文化背景特征不同，其沟通需求和沟通方式也不同，因此，有效的沟通方式必须与老年人的性格特点相配合。

（1）对固执、墨守成规的老年人：与这类性格的老年人谈话时，要注意多听他们的意见，循循善诱，注意不要与他们争吵，也不要强迫他们接受你的意见，要慢慢来，由他们自己选择对自己有利的决定。

（2）对自爱而寻求关心的老年人：这样的老年人可能只会诉苦或埋怨，寻求关心与关照，在可能的范围内，尽可能满足其自爱心理，只要给予夸奖，多说说他们的好话，他们马上就可以改变态度，而且往往很容易与你建立关系。

（3）对善疑、不易信任他人的老年人：对这样的老年人，要坦诚相待，要让他们感到你是在替他们着想，是站在他们的立场上而提出建议或提供帮助的，他们一旦接受你，以后便很容易沟通。

3. 善于调动潜在能力。很多老年人虽然年纪大了，躯体与精神上的功能会降低，但身体还很健康，精神依然充沛。对待这样的老年人，应根据其经历与性格特点给予支持与鼓励，尽可能发挥其潜力，适应困难，恢复其活力。

4. 加强自身修养，利用环境与社会资源。照护人员应不断加强自身文化、道德修养及专业素养，更多地了解社会上各种服务老年人的社会资源信息，适时提供给老年人，使服务更加专业化、系统化。例如，照护人员知晓哪里开办面向老年人的活动，提供给老年人信息并鼓励他们参与，培养更多兴趣爱好；照护人员用专业知识指导老年人如何与同龄老年人相处，维持一定的人际交往等。

（三）沟通交流的禁忌语言

1. 禁忌话题。

（1）涉及个人隐私：如收入、婚恋、经历或生理缺陷等。

（2）捉弄老年人的话题：不要说伤害老年人的话，用老年人的缺陷开玩笑等。

（3）令人反感的话题：引起老年人悲伤的话题尽量不要提起，如亲人去世、家庭矛盾、伦理道德的问题等。

2. 禁用的语气。

（1）命令式：使老年人感到不被尊重，是种非常不礼貌的行为。

（2）质问式：给老年人一种受到训斥的感觉，老年人会出现抵触情绪，导致交谈失败。

3. 禁用的语言。一忌不文明的语言，使用脏话粗话；二忌伤害性的语言；三忌过激的语言，不要说气话，不能只图一时痛快说话就不讲分寸，如有情绪一定要自我控制，调整心态。

》【任务评价】

素质要求认知任务学习自我检测单

姓名:	专业:	班级:	学号:

照护礼仪	卫生要求	
	着装要求	
	工作礼仪	
照护沟通	沟通与交流技巧	
	沟通过程中的注意事项	
	沟通交流的禁忌语言	

2 工作领域二
安全防护

　　养老机构是老年人聚集的地方，由于生理功能衰退且部分处于疾病状态，老年人相对来说更容易发生坠床、跌倒、噎食和烫伤等安全问题。老年照护人员应严格遵守安全防护基本规范，并能识别安全问题的危险因素，做到预防为主。老年照护人员也面临各种职业压力和职业风险，应关注、爱护自己的健康，同时，养老机构管理者也应重视照护人员的职业防护。

学习目标

　　1. 重视安全第一的职业理念，积极预防老年人的安全意外，了解自身的职业特点并能积极应对。

　　2. 能发现老年人常见的安全风险因素，掌握安全防护常见方法；掌握职业防护方法和实践应对职业压力的方法。

　　3. 了解老年人常见安全意外的原因和防护措施；了解职业防护和压力应对知识。

任务目标

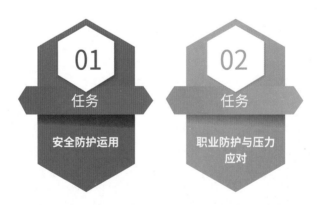

01 任务 安全防护运用

02 任务 职业防护与压力应对

任务 一 安全防护运用

》【任务导入】

任务描述

王奶奶，81 岁，入住在家附近的一家养老院。王奶奶平素身体硬朗，生活基本能自理。晚上睡觉前，王奶奶想用热水泡脚，而未联系到照护人员小蒋，于是王奶奶自己拿着热水瓶去打开水，在返回路上，因走廊地板有水，不慎跌倒，热水瓶破裂，热水溅到王奶奶的手上，同时她感觉右腿疼痛难忍，无法站立。在医院住院一个月后，王奶奶的家人将伤情好转的老人送回养老院，认为照护人员照护不当，养老院安全防护不到位，要求养老院给予合理解释和赔偿，同时提出更换照护人员和加强对老人的安全保护。

任务目标

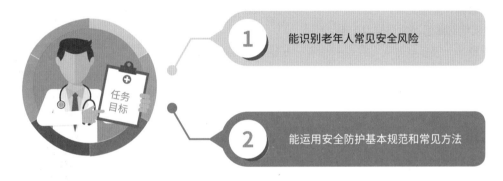

1 能识别老年人常见安全风险

2 能运用安全防护基本规范和常见方法

》【任务分析】

一、安全防护基本规范

（一）增强法制观念，实施规范管理

养老行业具有特殊性，对养老机构而言，要想规避服务风险，必须认真学习国家颁布的各项法律法规。

（二）加强内部管理，完善规章制度

养老机构要加强内部管理，完善规章制度，规范管理。坚持安全第一、预防为主的方针，要加强安全教育和自我防范，对发现的安全隐患，要逐项落实整改措施，切实把各种安全隐患消灭在萌芽状态，这是做好养老机构意外风险防范的重要保证。

1. 加强隐患排查，预防意外事故发生。

（1）加强老年人个人管理。

（2）认真排查老年人居住环境的用电安全和火灾隐患。

（3）加强对生活用火的管理。

（4）认真落实卫生安全措施。

（5）认真搞好食品卫生管理。

（6）定期对老年人居室进行全面隐患排查和修缮。

（7）严禁组织老年人在水边、公路上活动和游玩。

2. 制定意外防范预案。对于走失、跌倒、坠床、水火安全等意外事故，防患于未然非常重要，必须制定意外防范预案。完整的防范预案制定应该包括三个步骤：事故发生前的预防、事故发生时的措施和事故发生后的总结。

3. 员工管理。

（1）加强素质教育，坚持"以人为本"的服务理念，使老年人得到良好的照护。

（2）加强巡视，让爱活动的老年人在自己的工作视线范围内。

（3）提高照护技巧，制定完整的易走失老年人的管理办法。

（4）发挥团队协作精神，共同关心、参与和管理。

（5）老年照护人员应遵守的安全防护基本规范：①严格遵守安全管理制度；②坚持安全第一、预防为主；③遵守用电安全规定；④加强生活用火管理；⑤加强环境清洁卫生；⑥加强食品卫生；⑦配合防暑降温、防汛；⑧发现安全隐患及时报告；⑨严禁私自组织老年人外出；⑩接受安全培训，保证老年人生命安全。

二、常见意外的安全防护

（一）预防跌倒

老年人跌倒，易造成软组织挫伤和外伤出血，严重的可以造成骨折。多发于行动不便但尚未完全失去行走能力的老年人和患有阿尔茨海默病的老年人。世界卫生组织的统计数据指出，跌倒是老年人慢性致残的主要原因之一。

1. 常见原因。

（1）身体衰老，机能下降，运动能力下降，肢体协调性不好。

（2）疾病因素，如脑血管、心血管疾病可导致头晕，周围神经、血管或骨骼、肌肉的疾病导致运动协调能力下降。

（3）药物影响，很多老年人多是带病生存，长期服用某些药物，如降压药、降糖药易引起低血压和低血糖，导致老年人跌倒。

（4）环境因素，如地板湿、滑、不平整，台阶太高等都会增加老年人跌倒的风险。

2. 预防措施。

（1）选择合适的衣服和鞋子。老年人应该穿着合体、略宽松、具有弹性的衣服，合脚、轻便、穿脱方便的鞋子，以便于老年人活动。

（2）创造适宜的环境。养老场所的地板要防滑，地面要平整，尽量减少台阶。进行地面清洁期间最好禁止老年人进入湿滑地面区域。

（3）进行行走训练（图 2-1）。对于具有一定行走能力的老年人应加强行走训练，保证其运动功能不再减退甚至有所提升。

（4）加强陪伴看护。

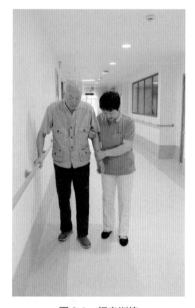

图 2-1　行走训练

（二）预防坠床

坠床多发于有意识障碍、行动不便但尚未完全卧床或完全卧床的老年人。坠床是造成老年人外伤和骨折的原因之一。

1. 常见原因。

（1）意识障碍的老年人：因躁动不安，在自主或不自主的活动中坠床。

（2）照护不当：照护过程中，因翻身不当造成坠床。

2. 预防措施。

（1）加强防范，对于意识障碍的老年人一定要加高床挡（图 2-2），必要时可采取适当的约束带约束。

（2）加强巡视，增加巡视频率，加大看护力度，活动能力不佳的老年人活动时应尽量陪伴。

（3）加强协作，正确照护。

（三）预防噎食或呛食

噎食或呛食多发于有吞咽功能障碍的老年人。

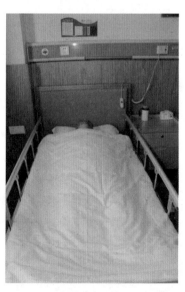

图 2-2　床挡

1. 常见原因。

（1）身体衰老引起的神经反射活动衰退，咀嚼功能不良，消化功能降低，唾液分泌减少，引起吞咽障碍。

（2）脑血管病变使老年人吞咽肌群互不协调，造成吞咽动作不协调。

（3）进食时情绪激动，引起食管痉挛。

（4）进食大块食物未经嚼碎就吞咽。

（5）进食过快。

（6）体位不当，平躺位或者半坐卧位时头位太低。

2. 预防措施。

（1）采取适当的体位，尽量采取坐位或半坐卧位为老年人喂水、喂饭。

（2）喂水喂饭时应稳定老年人情绪，情绪不稳定时不宜操作。

（3）注意选择适合老年人的食物形态，软烂食物汁液不要太多；喂水时可选择吸管喂水或者小汤勺少量多次喂入。

（4）放慢进餐速度，老年人咀嚼吞咽功能减弱，应根据老年人情况减慢喂食速度。

（5）适当饮水，促进唾液分泌。

（6）进行口腔体操和饭前准备活动。

（四）预防烫伤

烫伤多发于因皮肤老化而感觉迟钝的老年人。

1. 常见原因。

（1）为老年人用热水袋或热宝取暖时，长时间放置于一个部位，使局部慢性受热。

（2）为老年人洗浴时水温过高。

（3）因老年人活动不便打翻热水或热饭。

（4）老年人躺在床上吸烟，引燃被褥等。

（5）机体老化，耐热性降低。

2. 预防措施。

（1）取暖时应控制好温度。

（2）加强看护，尤其对热水、热食物、易燃物品等加强管理，注意防止意外的发生。

（五）预防走失

1. 常见原因。

（1）阿尔茨海默病等疾病原因，导致老年人的记忆力，尤其是近期记忆明显减退，常常无法辨认时间、地点、人物，其定向力发生障碍，出现判断错误，迷失方向。

（2）老年人与家人、其他同住老年人、照护人员发生矛盾，赌气出走。

2. 预防措施。

（1）给老年人安排适当的活动、治疗作业、智力康复和自理能力等训练，循序渐进，持之以恒。

（2）加强看护工作，配备适当的仪器防止老年人走失。

（3）易走失老年人可佩戴联系卡片或爱心手环，注明老年人姓名、居住地、联系方式等，便于走失时接受他人的救助，安全返回。

（4）在老年人房间门口做特殊、容易记忆的标识，利于老年人辨认。带着老年人反复熟悉周围环境，强化记忆。

（5）一旦发现老年人走失应尽快报告养老机构管理人员，以便组织人寻找并及时报警。

》【任务评价】

安全防护运用任务学习自我检测单

姓名：	专业：	班级：	学号：

安全防护 基本规范	增强法制观念，实施规范管理 加强内部管理，完善规章制度
常见意外的 安全防护	预防跌倒 预防坠床 预防噎食或呛食 预防烫伤 预防走失

任务二 职业防护与压力应对

》【任务导入】

任务描述

李爷爷，68岁，5年前因车祸伤及脊髓导致瘫痪，生活完全不能自理。照护人员小丁非常尽职尽责，每天都给李爷爷翻身、更衣、喂水喂饭、处理大小便，还陪他聊天，把他抱上轮椅推到院子里散心。由于身材比较娇小，小丁有时累得腰酸腿软，回家就想睡觉，家人对她的工作也不理解，觉得脸上没有面子，不愿跟别人提起她的工作。李爷爷昨天晚上吃了点孙子从超市买的鱿鱼干，今天早上胸背部出现大片红斑，感觉身上痒得厉害，情绪也比较烦躁。家属到来后未弄清原委就找小丁讨要说法，差点发生冲突，小丁觉得自己很委屈。

任务目标

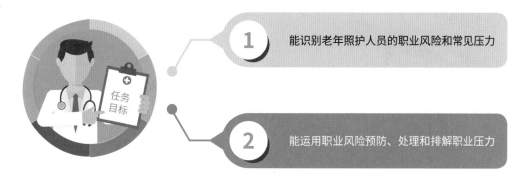

1 能识别老年照护人员的职业风险和常见压力

2 能运用职业风险预防、处理和排解职业压力

》【任务分析】

职业防护是近年来医护人员特别是照护人员越来越关注的重要话题。养老机构管理者也应重视照护人员的职业防护，设立职业暴露及防护管理组织，制定职业防护和管理制度，制定职业暴露后的处理报告制度，以便照护人员发生职业暴露后得到及时有效的处理，避免其身体受到不应有的损伤。

一、职业风险及防护

（一）职业防护

职业防护是指针对职业损伤因素可能对机体造成的各种伤害，采取多种适宜措施避免其发生，或将损伤程度降到最低。劳动者在不同的工作环境中，可能会接触到不同的职业损伤因素，为避免或减少这些因素对健康的损伤，提高劳动者的职业生命质量，最根本的方法是加强职业防护。

（二）职业风险种类及防护方法

1. 体力操作风险，包括搬运重物、长期站立等所致伤害。最常见的是职业性腰背痛、肌肉拉伤等，主要症状为腰背部疼痛、拉伤处肌肉疼痛，多因不良的工作姿势引起，如远离身体躯干拿取或操纵重物、超负荷地推拉重物、搬运重物的水平距离过长等。

处理方法：运用身体力学原理指导工作。如在搬运重物时，要保持大的支撑面，两足分开10～15厘米的距离，以维持身体的平衡，使重心恒定并使重量均匀分布；移动物品时，能拉不要推，能推不要提；当拉动和移动重物或患者时，要使身体挺直在支撑面上，而不要抬起或离开支撑面；尽量用全身转动，避免用躯干转动，以免不均等的肌肉张力造成正常的重力线的改变；重视使用搬运患者的机械设备；提高自我保健意识。

2. 工作场所暴力风险。有些老年人因疾病原因情绪不稳定、暴躁，存在沟通困难的问题，部分老年人的家属对老年人疾病没有足够的思想准备或没有很好的应对措施，不能很好地理解和信任照护人员，以致因一点小事与照护人员发生摩擦或争执。另外，有的照护人员与老年人及其家属的交流沟通技巧欠缺、语言或行为与工作场所不协调，或者照护能力不过硬，也易引起双方争执。

处理方法：照护患有阿尔茨海默病或有心理障碍的老年人时，首先应做好评估，加强防范，避免自己受到伤害。发现老年人有摔东西或打人的现象时，注意在老年人房间不要存放热水瓶、玻璃制品、棍棒、金属制品等容易造成自伤或他伤的物品。观察老年人情绪，尽量避免激惹对方，若老年人存在异常烦躁的情况，可以暂时停止服务，报告医生处理，待情绪稳定后再继续完成照护工作。一旦与老年人家属发生冲突，照护人员要冷静应对，不要与家属争吵，不要与家属有肢体接触，同时尽快报告有关负责人。

3. 感染风险。原卫生部颁布的《医院感染管理规范》主张所有患者血液、体液无论是否具有传染性，都应充分利用各种屏蔽防护设备，以减少职业暴露危害性，最大限度地双向保护医护人员和患者的安全。生物因素是引起医疗、养老机构感染的主要原因之一，主要包括乙型肝炎病毒、丙型肝炎病毒、梅毒、柯萨奇病毒以及流感和支原体病毒、变异冠状病毒等。含病毒浓度最高的体液依次为血液、伤口分泌物、精液、阴道分泌物等，经常接触患者血液和体液及各种分泌物的照护人员被感染的危险性较大。

处理方法：老年照护人员应采取必要的预防措施，进行免疫接种，增强体质。同时，操作前后应洗手，提倡使用一次性口罩，在接触血液、体液或污染物时，要戴手套进行操作，减少皮肤接触血液，加强防护（图2-3）。

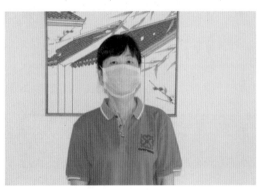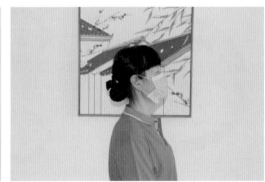

图 2-3　戴好口罩

4. 心理风险。从事老年照护工作的人员多为中年女性且多数处于围绝经期阶段，除生理变化，如激素水平下降所致内分泌紊乱、睡眠不良、腰酸背痛等，还因中年以及接近更年期所致情绪不稳定、记忆力减弱等心理特点，导致个人角色与社会角色相冲突，加重工作压力。老年照护人员作为主要照护者，经常面对半失能、失能、临终的老年人，工作琐碎而繁重，容易导致身心疲惫，产生一定的心理倦怠。

处理方法：老年照护人员应端正自己的态度，正确认识衰老、疾病和死亡，树立正确的人生观，正确排解不良情绪，适应不同环境的角色转换。

二、职业压力与应对

（一）职业压力

压力是个体对刺激产生的一种心理与生理上产生的综合感受。任何需要耗费精力、时间去处理的事件都可能是潜在的压力源。老年照护人员承受的压力已成为一种职业性危害，其经常感到身心疲劳、缺乏理解和尊重、认为无发展前途、职业满意度低、离职意愿强烈等。

（二）老年照护人员常见压力及应对

1. 来自老年人的压力。需要老年照护人员照顾的老年人，大多数高龄、失智、失能、长期卧床、慢病缠身。每天面对翻身、更衣、换尿布、喂水喂饭、擦屎接尿；每天面对阿尔茨海默病患者的认知缺乏、行为异常；每天面对衰老、疾病和死亡，照护人员承受着体力和心理的双重压力。

处理方法：正确认识衰老、疾病和死亡。生老病死是不可抗拒的自然规律，作为老年照护人员，应端正自己的态度。家家有老年人，人人都会老，关心今天的老年人，等于关心明天的自己。正确认识衰老、疾病和死亡是老年照护人员缓解压力、做好照护工作的重要前提。

2. 来自老年人家属的压力。面对个别家属的傲慢无礼、颐指气使、吹毛求疵、无休止的挑剔，为了避免矛盾激化，照护人员经常委曲求全、敬而远之。家属的恶劣态度进一步增加了老年照护人员的心理压力。

处理方法：正确认识与家属合作的重要性。作为老年照护人员，要体谅家属的难处，给家属以真诚的帮助。争取家属的合作是排解压力、做好照护工作的重要条件。

3. 来自老年照护人员家庭以及社会的压力。老年照护人员的家庭成员对老年照护工作不理解、不赞同，认为从事的是伺候人的活，脸上没有面子，同时受传统观念的影响，社会对老年照护工作的偏见常常给老年照护人员带来更大的压力。

处理方法：正确认识老年照护工作的意义。我国正处于人口老龄化加速发展时期，老龄问题作为关系国计民生的重大问题，已渗透到我国经济发展和社会生活的各个领域。日益严峻的人口老龄化挑战，使生活不能自理老年人的长期照护问题，成为涉及千家万户和亿万老年人的最现实、最突出的重大民生问题。作为老年照护人员，是在"帮天下儿女尽孝，替世上父母解难，为党和政府分忧"。老年照护人员能认识到自己的工作光荣，是解除压力，做好老年照护工作的基础。

≫【任务评价】

职业防护与压力应对任务学习自我检测单

姓名：	专业：	班级：	学号：

职业风险及防护	职业防护的概念
	职业风险种类及防护方法
职业压力与应对	什么是职业压力
	常见压力及应对

3 工作领域三 饮食照护

饮食与营养是维持生命的基本需要，是维持、恢复、促进健康的基本手段。老年人随着年龄的增加，身体机能会出现退行性改变，生活自理能力逐渐降低，使生活照护成为老年人的重要需求。照护人员在饮食照护上除了保证食物的色香味符合老年人的口味外，还应保证进食安全，能识别异常情况并及时报告；帮助老年人进水以及老年人特殊饮食的喂食等，避免意外的发生。

学习目标

1. 重视吃苦耐劳的职业精神，细心、耐心和有责任心地为老年人实施饮食照护。
2. 能进行老年人进食、进水准备；掌握通过鼻饲为老年人进行特殊饮食的喂食技术。
3. 能详述老年人进食的方法、注意事项；进水的方法、注意事项；带鼻胃管的老年人进食的方法、注意事项。理解老年人进食的观察要点；进水的观察要点；鼻饲喂养的观察要点。列出老年人饮食的种类，进水的种类，常用鼻饲饮食。

任务目标

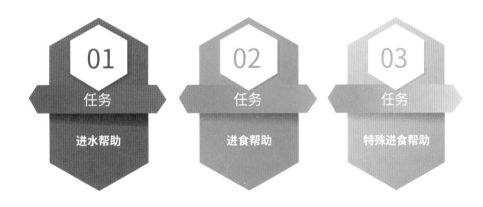

01 任务 进水帮助

02 任务 进食帮助

03 任务 特殊进食帮助

任务一 进水帮助

》【任务导入】

任务描述

王爷爷，77 岁。1 年前因高血压脑出血进行手术治疗，现意识清醒，语言和运动功能还未恢复，长期卧床，无法表达自己的意愿，生活完全不能自理，需要照护人员帮助喝水。王爷爷由于担心喝水后尿多，增加麻烦，常常不愿喝水。中午查房时，照护人员小罗发现王爷爷嘴唇干枯，应补充水分，小罗将通过吸管帮助王爷爷喝水。

任务目标

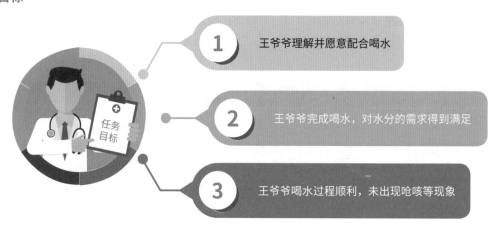

1 王爷爷理解并愿意配合喝水

2 王爷爷完成喝水，对水分的需求得到满足

3 王爷爷喝水过程顺利，未出现呛咳等现象

》【任务分析】

老年人由于机体老化，心肾功能下降，机体调节功能降低，容易发生脱水。另外，老年人由于担心呛咳、尿多而不愿喝水，更容易发生缺水或脱水。因此，照护人员要关注老年人水的摄入情况，经常向老年人解释喝水的重要性，督促、鼓励老年人少量多次饮水，以满足生理活动需要。

一、老年人进水分类

水占人体重量的 60% ～ 70%，是维持人体正常生理活动的重要物质，人可一日无食，不可一日无水。水的来源主要通过喝水，进食菜汤、果汁、食物和体内代谢生成。水主要通过消化道（粪便）、呼吸道、皮肤（汗液）和泌尿系统（尿液）排出体外。

白开水。对老年人来说，不仅能稀释血液、降低血液黏稠度、促进血液循环，还能减少血栓发生危险，预防心脑血管疾病，最适合老年人补充水分。

豆浆。可强身健体，豆浆含有大量纤维素，能有效阻止糖的过量吸收，减少糖分；豆浆中所含的豆固醇和钾、镁是有力的抗钠盐物质。

酸奶。易被人体消化和吸收，具有促进胃液分泌、增强消化功能的作用。

鲜榨果汁。老年人适当喝少量果汁可以助消化、润肠道，补充膳食中营养成分的不足。

二、老年人补水观察

补水的总量。老年人每日饮水量为 2 000 ～ 2 500 毫升（除去饮食中的水），平均以 1 500 毫升为宜。

补水的温度。老年人饮水的温度以温热不烫嘴为宜，不宜过凉或过热。

补水的时间。根据老年人自身的情况指导其日间摄取足够的水分，晚上 7 点后应控制饮水，少用咖啡和茶水，以免夜尿增多影响老年人睡眠。

三、识别异常情况并报告

饮水过程中注意观察老年人有无呛咳现象发生，如有发生应停止饮水，休息片刻再继续饮水。当误吸同时伴有呼吸困难、面色苍白或发绀等情况时，应立即停止并及时报告上级老年照护人员，积极进行相关处理。

》》【任务实施】

操作步骤	操作程序	注意事项
◆ 操作前		
1. 评估与沟通		
（1）评估	• 评估环境：环境清洁，温、湿度适宜，无异味	
	• 评估老年人：病情、吞咽反射情况	
（2）沟通	• 提醒老年人饮水并询问有无特殊要求	
2. 准备		
（1）照护人员准备	• 服装整洁，洗净双手	
（2）老年人准备	• 协助老年人取坐位或半卧位，洗净双手	
（3）物品准备	• 茶杯或小水壶盛装1/2～2/3满的温开水（触及杯壁时温热不烫手），准备吸管、汤匙及小毛巾	
◆ 操作中		
1. 沟通	• 照护人员向老年人解释操作的目的，饮水时需要配合的动作等，取得老年人的配合	
2. 摆放体位	• 协助老年人取安全、舒适可操作体位（如轮椅坐位、床上坐位、半卧位、侧卧位或平卧位等），面部侧向照护人员	
3. 测试水温	• 将小毛巾围在老年人颌下，前臂试水温（以不烫手为宜）	• 开水凉温后再递交到老年人手中或进行喂水，防止发生烫伤

操作步骤	操作程序	注意事项
4. 协助饮水	• 能够自己饮水的老年人：鼓励手持水杯或借助吸管饮水，叮嘱老年人饮水时身体坐直或稍前倾，小口饮用，以免呛咳。出现呛咳，应稍事休息再饮用	• 老年人饮水后不能立即平卧。饮水过程宜慢，防止反流发生呛咳、误吸
	• 不能自理的老年人：喂水时可借助吸管饮水；使用汤匙喂水时，水盛装汤匙的 1/2 ～ 2/3 为宜，见老年人下咽后再喂下一口，不宜太急	• 对不能自理的老年人每日分次定时喂水
◆ 操作后		
	• 整理用物，将水杯或水壶放回原处	
	• 洗手	
	• 根据老年人病情需要，记录老年人饮水次数和饮水量	

》【任务评价】

进水帮助任务学习自我检测单

姓名：	专业：	班级：	学号：

任务分析	老年人进水分类	
	老年人补水观察	
	识别异常情况并报告	
任务实施	操作前：评估与准备	
	操作中：协助饮水	
	操作后：整理与记录	

任务二 进食帮助

》【任务导入】

任务描述

李奶奶，丧偶，70岁，患糖尿病25年，近期出现了视物模糊的现象，生活基本不能自理，需要照护人员喂食。既往进食时，李奶奶有过呛咳和被食物烫伤等现象，故每到照护人员喂食时，李奶奶会担心、紧张，害怕进食。又到早饭时间，照护人员小罗需要帮助李奶奶进食青菜粥。

任务目标

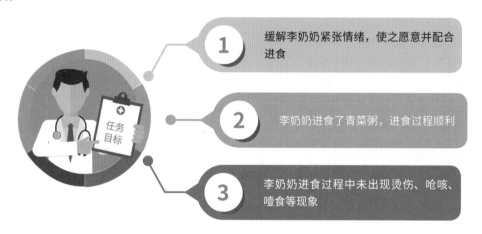

1 缓解李奶奶紧张情绪，使之愿意并配合进食

2 李奶奶进食了青菜粥，进食过程顺利

3 李奶奶进食过程中未出现烫伤、呛咳、噎食等现象

》【任务分析】

老年人进食较普通成年人有很大区别，从食物的软硬、口味和吞咽、咀嚼及消化的能力来说都不同于一般成年人，为保证老年人营养和热量摄入，保证其顺畅安全进食，应由照护人员加以照护。

一、老年人饮食种类

（一）饮食种类

一般把老年人饮食分为基本饮食、治疗饮食和试验饮食三种。根据老年人咀嚼、消化能力及身体需要，又将基本饮食分为普通饮食、软质饮食、半流质饮食、流质饮食四类。

1. 普通饮食。普通饮食适用于不需要特殊饮食的老年人。老年人可根据自己的喜好，选择可口、容易消化且营养均衡的食物。对于无咀嚼能力和不能吞咽大块食物的老年人，可将普通饮食加工剁碎或用粉碎机进行破碎后食用。

2. 软质饮食。软质饮食适用牙齿有缺失、消化不良、低热、疾病恢复期的老年人。食物要以软烂为主，如软米饭、面条。菜肉应切碎煮烂，容易咀嚼消化。

3. 半流质饮食。半流质饮食适用于咀嚼能力较差和吞咽困难的老年人。食物呈半流质状态，如米粥、面条、馄饨、蛋羹、豆腐脑等。此类饮食无刺激性，纤维素含量少且营养丰富。

4. 流质饮食。流质饮食适用于进食困难或采用鼻胃管喂食的老年人。食物呈流质状态，如奶类、豆浆、藕粉、米汤、果汁、菜汁等。此种饮食因所含热量及营养素不足，故不能长期食用。

治疗饮食是在基本饮食的基础上，为高血压、高血脂、冠心病、糖尿病、痛风病的患者而设，其营养素的搭配，因病种的不同而各有特点和要求，如高蛋白饮食、低蛋白饮食、高热量饮食、低脂肪饮食、低胆固醇饮食、低盐饮食、少渣饮食等。

试验饮食是为配合临床检验而设的饮食，应在医护人员指导下进行。

（二）饮食总热能

食物和水是维持生命的物质基础，食物提供人体所需要的营养，为人体生长发育、组织修复和维持生理功能提供必需的营养素和热能。食物中含有的可被人体消化、吸收、利用的成分称为营养素。一般可分为 7 大类：糖类、蛋白质、脂肪、无机盐、维生素、膳食纤维和水，其中糖类、蛋白质和脂肪 3 种营养素能产生热量，是人体的能量来源，统称为热原质。由于老年人消化器官功能的减退，活动量减少，对食物的消化、营养的吸收功能均减退，从食物中摄入的营养素相应减少，所需的能量也随着年龄增长而减少。

1. 合理控制方法。老年人的饮食营养要合理，荤素、粗细、干稀搭配符合卫生要求，老年人的全天热量供给约 3 000 千卡。蛋白质、脂肪、糖类比例适当，三者的热能比分别是 15% ～ 20%、20% ～ 25%、55% ～ 65%。

老年人饮食热能供给量是否合适，可通过观察体重变化来衡量。当体重在标准值 ±5% 内，说明热能供给合适；当体重 > 标准值 10%，说明热能供给过量；当体重 < 标准值 10%，说明热能供给不足。

2. 饮食结构原则。老年人的日常饮食中应注意各类食物的合理搭配。膳食要注意多样化，粗细搭配，花样更新，多食杂粮、豆类、鱼类、蛋类、奶类、海产品类、蔬菜和水果等，保持营养素平衡和营养素之间比例适宜，形成适合老年人的科学合理的饮食结构。

总之，老年人在饮食结构上强调：荤素、粗细粮、水陆物产、谷豆物搭配合理。做到"四低、一高、一适当"，即低脂肪、低胆固醇、低盐、低糖、高纤维素、适当蛋白质。

二、老年人进食观察

（一）进食的总量

一日三餐是中国人的习惯，老年人要根据自身的特点来定。每天进食量应根据上午、下午、晚上的活动量均衡地分配到一日三餐中。主食"宜粗不宜细"，老年人每日进食谷类 200 克左右，并适当地增加粗粮的比例。蛋白质宜"精"，每日由蛋白质供给的热量，应占总热量的 15% ～ 20%，原则上应量少质优，优质蛋白质占蛋白质总量的 50% 以上，如豆类、鱼类等。脂肪宜"少"，老年人应将由脂肪供给的热量控制在 20% ～ 25%，尽量选用富含不饱和脂肪酸的植物油，减少饱和脂肪酸和胆固醇的摄入。但是，脂肪也不能过少，否则会影响脂溶性维生素的吸收。维生素和无机盐应"充足"，老年人要多吃新鲜瓜果、绿叶蔬菜，增加钙、铁和维生素摄入，减少盐的摄入，提高防病抗病能力。

（二）进食的速度

老年人进食速度宜慢，有利于食物的消化和吸收，同时预防在进食过程中发生呛咳或噎食。

（三）进食的温度

老年人进食的温度以温热不烫嘴为宜。这是因为老年人唾液分泌减少，口腔黏膜抵抗力低，不宜进食过热食物，同时也不宜进食过凉的食物，凉的食物容易伤脾胃，影响食物消化、吸收。

（四）进食的时间

根据老年人生活习惯，合理安排进餐时间。一般早餐时间为 6 ～ 7 时，午餐时间为 11 ～ 12 时，晚餐时间为 17 ～ 19 时。当然，老年人除了应保证一日三餐正常摄食外，为了适应其肝糖原储备减少及消化吸收能力降低等特点，可适当在晨起、餐间或睡前补充一些糕点、牛奶、饮料等。总体原则是少食多餐，有利于消化吸收，减轻消化系统的压力。

三、识别异常情况并及时报告

在进食过程中，老年人原有病情加重或突发其他意外时，应立即停止进食，报告上级老年照护人员并积极进行相关处理。

进食后老年人自觉不适，指导其不要立即平卧，休息片刻后再卧床，以免食物反流。

发生呛咳时，应立即停止喂食喂水，轻拍背部，休息片刻。

发生鱼刺误食有异物感时，应立即送往医院就诊。

≫【任务实施】

操作步骤	操作程序	注意事项
◆ 操作前		
1. 评估与沟通		
（1）评估	• 评估环境：环境清洁、整齐、明亮、舒适，适合进餐	
	• 评估老年人：病情、吞咽反射情况	
	• 评估食物：食物种类、软硬度、温度符合老年人的饮食习惯	
（2）沟通	• 向老年人说明进食时间和本次进餐食物，询问有无特殊要求	
2. 准备		
（1）老年人准备	• 询问老年人进食前是否需要大小便，根据需要协助排便，协助老年人洗净双手	
（2）物品准备	• 根据需要准备轮椅或床上支架（或过床桌）、靠垫、枕头、毛巾等	
◆ 操作中		
1. 沟通	• 照护人员向老年人解释操作的目的，进食时需要配合的动作等，取得老年人的配合	
2. 摆放体位	• 根据老年人自理程度及病情采取适宜的进食体位（如轮椅坐位、床上坐位、半卧位、侧卧位等）。为老年人戴上围裙或将毛巾垫在老年人颌下及胸前部位	
	• 轮椅坐位：轮椅与床成 30°夹角，固定轮子，抬起脚踏板。叮嘱老年人双手环抱照护人员脖颈，照护人员双手环抱老年人的腰部或腋下，协助老年人坐起，双腿垂于床下，双脚踏稳地面，再用膝部抵住老年人的膝部，挺身带动老年人站立并旋转身体，使老年人在轮椅中间，后背贴紧椅背，将轮椅上的安全带系在老年人腰间	• 适用于下肢功能障碍或行走无力的老年人
	• 床上坐位：按上述环抱方法协助老年人在床上坐起，将靠垫或软枕垫于老年人后背及膝下，保证坐位稳定舒适。床上放置餐桌	

操作步骤	操作程序	注意事项
2. 摆放体位	• 半卧位：使用可摇式床具时，将老年人床头摇起，抬高至与床具水平面成30°～45°角。使用普通床具时，可使用棉被或靠垫支撑老年人背部使其上身抬起。采用半卧位时，应在身体两侧及膝下垫软枕以保证体位稳定 • 侧卧位：使用可摇式床具时，将老年人床头摇起，抬高至与床具水平面成30°角。照护人员双手分别扶住老年人的肩部和髋部，使老年人面向照护人员侧卧，肩背部垫软枕或楔形垫。一般宜采用右侧卧位 	• 适用于完全不能自理的老年人
3. 协助进餐	• 照护人员将已准备好的食物盛入老年人的餐具中并摆放在餐桌上 • 鼓励能够自己进餐的老年人自行进餐。指导老年人上身坐直并稍向前倾，头稍向下垂，叮嘱老年人进餐时细嚼慢咽，不要边进食、边讲话，以免发生呛咳 • 对于不能自行进餐的老年人，由照护人员喂饭。先用手触及碗壁感受并估计食物温热程度，以汤匙喂食时，每喂食一口，食物量为汤匙的1/3为宜，等看到老年人完全咽下后再喂食下一口 	• 食物温度适宜。食物温度太高，则会发生烫伤；温度太低，则会引起胃部不适 • 对于咀嚼或吞咽困难的老年人，可将食物打碎成糊状，再协助进食 • 老年人进食中如发生呛咳、噎食等现象，立即急救处理并通知医护人员及家属

操作步骤	操作程序	注意事项
	• 对于有视力障碍能自己进食的老年人，照护人员将盛装温热食物餐碗放入老年人的手中（确认食物的位置），再将汤匙递到老年人手中，告知食物的种类，叮嘱老年人缓慢进食。进食带有骨头的食物，要特别告知小心进食，进食鱼类要先协助剔除鱼刺。如老年人要求自己进食，可按时钟平面图放置食物，并告知方法、名称，引导老年人用汤匙确认位置利于老年人顺利进食	
◆ 操作后		
	• 照护人员协助老年人进餐后漱口，并用毛巾擦干口角水痕。叮嘱老年人进餐后不能立即平卧，保持进餐体位 30 分钟后再卧床休息	• 老年人进餐后不宜立即平卧，以防止食物反流
	• 整理用物，老年照护人员撤去毛巾等用物，整理床单位。使用流动水清洁餐具，必要时进行消毒	
	• 洗手	

》【任务评价】

进食帮助任务学习自我检测单

姓名：		专业：	班级：	学号：

任务分析	老年人饮食种类	
	老年人进食观察	
	识别异常情况并及时报告	
任务实施	操作前：评估与准备	
	操作中：协助进食	
	操作后：安置、整理与记录	

任务三 特殊进食帮助

》【任务导入】

任务描述

李爷爷，78 岁。4 年前因脑病小脑萎缩，长期处于卧床状态，生活完全不能自理，不能自主吞咽，需要照护人员将食物、药物粉碎调理成流质状经鼻胃管帮助进食、进饮、进药。又到午餐时刻，照护人员小王需要通过鼻胃管帮助李爷爷进食混合奶 150 毫升。

任务目标

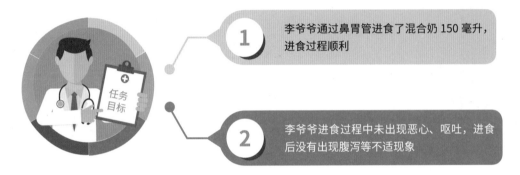

1 李爷爷通过鼻胃管进食了混合奶 150 毫升，进食过程顺利

2 李爷爷进食过程中未出现恶心、呕吐，进食后没有出现腹泻等不适现象

》【任务分析】

老年人经常患有各种慢性病，对某些种类的食物和营养素的摄入有较为严格的要求；另外，由于吞咽咀嚼功能减退或者由于疾病原因不能经口进食则需要鼻饲进食，这些都需要照护人员提供治疗饮食和合适的照护。

一、治疗饮食的种类及特点

治疗饮食是在基本饮食的基础上，根据病情的需要，适当调整总热量和某些营养素以达到治疗目的的饮食。老年人特殊饮食可满足老年人在疾病期间的营养需要，分为以下几种。

（一）高热量饮食

在两餐之间提供含有热量的饮料或点心，如牛奶、豆浆、鸡蛋等。半流质或流质饮食者可加浓缩食品，如奶油、巧克力等。每日供给总热量 3 000 千卡左右。高热量饮食适用于患有甲状腺功能亢进症、高热、胆道疾患等病症的老年人。

（二）高蛋白饮食

在基本饮食基础上增加含蛋白质丰富的食物，如肉类、鱼类、蛋类、乳类、豆类等，蛋白质供应每日每千克体重 2 克，但总量不超过 120 克，总热量 2 500 ～ 3 000 千卡。高蛋白饮食适用于患有慢性消耗性疾病、严重贫血、肾病综合征或癌症晚期等病症的老年人。

（三）低蛋白饮食

每日饮食中的蛋白质含量不超过 40 克，应多补充蔬菜和含糖高的食物，维持正常热量。低蛋白饮食适用于限制蛋白质摄入者，如患有急性肾炎、尿毒症、肝性昏迷等病症的老年人。

（四）高纤维素饮食

选择含纤维多的食物，如芹菜、韭菜、新鲜水果、粗粮、豆类等。高纤维素饮食适用于患有便秘、肥胖症、高脂血症、糖尿病、心血管疾病等病症的老年人。

（五）低纤维素（少渣）饮食

吃含纤维少的食物，且少油，忌纤维多的蔬菜、水果，应吃菜泥、果汁等，忌油煎食物。低纤维素饮食适用于易腹泻的老年人。

（六）低盐饮食

每日可用食盐不超过 2 克（含钠 0.8 克），但不包括食物内自然存在的氯化钠。低盐饮食适用于患有心血管疾病、肾脏病（急性、慢性肾炎）、肝硬化（有腹水）、重度高血压（水肿较轻）等病症的老年人。

（七）低脂肪饮食

少用油，禁用肥肉、蛋黄、动物脑等。患有高脂血症及动脉硬化的老年人不必限制植物油（椰子油除外），每日脂肪摄入量不超过 40 克。低脂肪饮食适用于有肝胆疾患、高脂血症、动脉硬化、肥胖及腹泻等病症的老年人。

（八）低胆固醇饮食

膳食中胆固醇含量在 300 毫克／天以内，少食用动物内脏、饱和脂肪、蛋黄、鱼子等。低胆固醇饮食适用于患有动脉硬化、高胆固醇症、冠心病等病症的老年人。

（九）无盐、低钠饮食

无盐饮食，即除食物内自然含钠量外，不放食盐烹调的饮食。低钠饮食，即除无盐外，还须控制摄入食物中自然存在的钠量（每天控制在 0.5 克以下），禁食腌制食品。还应禁食含钠量多的食物和药物，如发酵粉（油条、挂面）、汽水（含小苏打）和碳酸氢钠药物等。无盐低钠饮食适用于患心血管疾病、肾脏病（急性、慢性肾炎）、肝硬化（有腹水）、重度高血压等病症的老年人。

二、常用鼻饲饮食

（一）鼻饲

鼻饲法是指对不能经口进食者，将鼻胃管自一侧鼻腔插入胃内，灌入流质饮食、水和药物的方法。其目的是为昏迷、不能经口和张口的患者提供食物、药物，以满足营养和治疗的需要。由护士给予鼻胃管插入，照护人员进行鼻胃管喂食。

（二）常用鼻饲饮食种类

根据老年人的消化能力、身体需要，鼻饲饮食种类可分为混合奶、匀浆混合奶和要素饮食三类。

1. 混合奶：是用于鼻饲的流质食物，适用于身体虚弱、消化功能差的鼻饲老年人。其主要成分包含牛奶、豆浆、鸡蛋、藕粉、米粉、豆粉、浓肉汤、鸡汤、奶粉、新鲜果汁、菜汁（如青菜汁、番茄汁）等。主要特点是营养丰富，易消化、吸收。

2. 匀浆混合奶：适用于消化功能好的鼻饲老年人。匀浆混合奶是将混合食物（类似正常膳食内容）用电动搅拌机进行搅拌打碎成均匀的混合浆液，其主要成分包含牛奶、豆浆、豆腐、煮鸡蛋、瘦肉末、熟肝、煮蔬菜、煮水果、烂饭、稠粥、去皮馒头、植物油、白糖和盐等。主要特点是营养平衡、富含膳食纤维、口感好、易消化、配置方便。

3. 要素饮食：是一种简练精制食物，含有人体所需的易于消化吸收的营养成分，适用于患有非感染性严重腹泻、消化吸收不良、慢性消耗性疾病的老年人。其主要成分包含游离氨基酸、单糖、主要脂肪酸、维生素、无机盐类和微量元素等。主要特点是无须经过消化过程即可直接被肠道吸收和利用，为人体提供热能及营养。

三、鼻饲喂养前的观察

照护人员每次经鼻饲前，应查看鼻胃管固定情况，插入的长度是否与鼻胃管标记的长度一致，如鼻胃管脱出应由护士重新留置。同时还应检查鼻饲饮食种类、量，保证食物新鲜无污染。

》【任务实施】

操作步骤	操作程序	注意事项
◆ 操作前		
1. 评估与沟通		
(1) 评估	• 评估环境：清洁、安静、舒适、安全、光线充足、适合操作 • 评估老年人：评估老年人的意识状态、自理能力及身体状况，鼻饲饮食种类，鼻饲饮食时有无腹泻、便秘的情况等	
(2) 沟通	• 对于能够有效沟通的老年人，照护人员应询问老年人床号、姓名，并向老年人讲解即将进食鼻饲的饮食种类和量，以取得老年人的配合 	• 对于不能进行有效沟通的老年人，应核对老年人的房间号、床号、床头卡姓名、鼻饲饮食种类及量
2. 准备		
(1) 老年人准备	• 取舒适卧位（半卧位或右侧卧位），戴眼镜或有义齿者取下，妥善放置	
(2) 物品准备	• 灌注器（或注射器）、毛巾、鼻饲饮食、温水、别针、皮筋或小线、纱布 	
◆ 操作中		
1. 沟通	• 对于能够有效沟通的老年人，照护人员向老年人解释操作的目的、鼻饲时需要配合的动作等，取得老年人的配合	
2. 摆放体位	• 根据老年人身体情况，协助其摆放舒适的体位 • 对于上半身功能较好的老年人，照护人员应协助老年人采用坐位或半卧位；对于平卧的老年人，照护人员应将床头摇高或使用软枕垫起，使之与床水平线成 30°角	• 对长期鼻饲的老年人，每日晨、晚间应做口腔护理，保持口腔清洁。随时清理鼻腔，保持通畅

操作步骤	操作程序	注意事项
2. 摆放体位	• 在老年人的颌下垫毛巾或治疗巾 	
3. 检查鼻胃管	• 为确保老年人鼻饲饮食安全，每次鼻饲前必须进行检查	
	• 检查鼻胃管。首先应检查其是否完好并妥善固定，插入的长度是否与鼻胃管标记的长度一致，如发现有管路滑脱，应立即通知医护人员处理	
	• 检查鼻胃管是否在胃内。打开鼻胃管末端盖帽，将灌注器的乳头与鼻胃管末端连接并进行抽吸，有胃液或胃内容物被抽出，表明鼻胃管在胃内。推回胃液或胃内容物，盖好鼻胃管末端盖帽	
4. 进行鼻饲	• 测试鼻饲饮食的温度，照护人员应将鼻饲饮食少量滴在自己的手腕部，以感觉温热、不烫手为宜	• 鼻饲饮食的温度一般为 38～40 ℃，不可过高或过低
	• 照护人员用灌注器从水杯中抽取 20 毫升温开水，连接鼻胃管向老年人胃内缓慢灌注，再盖好鼻胃管末端盖帽。以确定鼻胃管是否通畅，可以同时使老年人管腔润滑，刺激胃液分泌	
	• 照护人员抽吸鼻饲饮食（每次 50 毫升 / 管），在水杯中轻蘸灌注器乳头部分，涮下外壁鼻饲饮食残渣，打开鼻胃管盖帽并连接，缓慢推注，灌食速度以老年人喂食的反应及食物的浓度而定，一般用抬高和降低灌注器来调节，并随时观察老年人的反应。速度为 10～13 毫升 / 分钟。灌注后立即盖好鼻胃管盖帽，再次抽吸鼻饲饮食，同法至鼻饲饮食全部推注完毕 	

操作步骤	操作程序	注意事项
	• 每次鼻饲量不应超过 200 毫升,推注时间以 15 ～ 20 分钟为宜,两次鼻饲间隔时间不少于 2 小时	• 在鼻饲过程中,老年人若出现恶心、呕吐等情况,应立即停止鼻饲,并立即通知医护人员处理
	• 鼻饲饮食完毕,照护人员用灌注器抽取 30 ～ 50 毫升温开水缓慢注入,冲净鼻胃管内壁食物残渣,防止食物残渣堵塞鼻胃管,盖好鼻胃管盖帽	• 为防止鼻胃管堵塞,鼻饲药物时,应将药物研碎,溶解后再灌入
	• 叮嘱并协助老年人进食后保持体位 30 分钟再卧床休息,这样有利于食物的消化与吸收,以防喂食后食物反流引发误吸	• 鼻饲饮食应现用现配,未用完的鼻饲饮食放冰箱保存,24 小时内用完。禁止鼻饲变质或疑似变质的食物
◆ 操作后		
	• 撤下毛巾,整理床单位。清洗用物,将灌注器在流动水下清洗干净,用开水浸泡消毒后放入碗内	• 注射器、灌注器用后要及时清洗,保持干净
	• 上面覆盖纱布备用。灌注器更换频率为 1 次 / 周,预防消化道疾病发生	
	• 准确记录鼻饲时间和鼻饲量。重点观察老年人鼻饲后有无腹胀、腹泻等不适症状并记录	

特殊进食帮助任务学习自我检测单

姓名:	专业:	班级:	学号:

任务分析	治疗饮食的种类及特点	
	常用鼻饲饮食	
	鼻饲喂养前的观察	
任务实施	操作前：评估与准备	
	操作中：实施鼻饲	
	操作后：安置、整理与记录	

4 / 工作领域四
排泄照护

排泄是维持生命的必要条件。人体只有通过排泄才能将机体新陈代谢产生的废物排出体外，维持机体内环境的协调平衡。老年人因机体调节功能减弱、自理能力下降或疾病而发生排泄功能异常。因此，照护人员应仔细观察，根据老年人不同情况，协助老年人采用舒适的体位、适合的排泄方法，提高老年人的生活质量。

学习目标

1. 认可老年照护职业的社会价值。能倾听老年人的需求，重视老年人的排泄照护。

2. 掌握帮助老年人如厕，使用便器，更换尿垫、纸尿裤的操作流程及注意事项。掌握帮助老年人呕吐时变换体位的操作流程及注意事项。熟悉人工取便（开塞露）的操作流程及注意事项。掌握留置导尿的老年人更换尿袋、粪袋的操作流程及注意事项。

3. 能描述老年人排泄异常、呕吐物异常、人工取便、尿液异常的观察要点。会说明帮助呕吐的老年人变换体位的重要性；描述老年人便秘、人工取便、留置导尿的相关知识；掌握更换尿袋的要求。能列出床上便器的种类和尿垫、纸尿裤的分类。会分析老年人胃肠活动及排泄功能的特点；解释肠造瘘的概念；列出肠造瘘相关照护措施。

任务目标

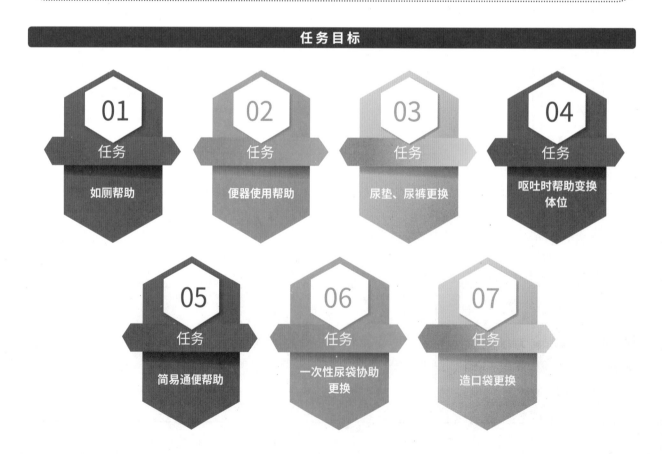

01 任务	02 任务	03 任务	04 任务
如厕帮助	便器使用帮助	尿垫、尿裤更换	呕吐时帮助变换体位

05 任务	06 任务	07 任务
简易通便帮助	一次性尿袋协助更换	造口袋更换

任务一　如厕帮助

≫【任务导入】

任务描述

叶爷爷，72岁，轻度失智老人，能自行走路，因大小便失控，白天老人经常有尿裤子的现象，夜间需使用纸尿裤，来到养护中心后，照护人员观察、了解老人生活习惯后，定期提醒、引导老人如厕，养成早餐后大便的习惯，经过一段时间训练后，叶爷爷尿裤子现象明显减少，老人舒适度及自尊感增强。现在老人已经吃完早餐，照护人员要帮助叶爷爷如厕。

任务目标

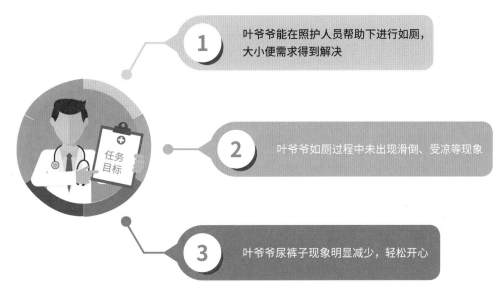

1　叶爷爷能在照护人员帮助下进行如厕，大小便需求得到解决

2　叶爷爷如厕过程中未出现滑倒、受凉等现象

3　叶爷爷尿裤子现象明显减少，轻松开心

≫【任务分析】

人体的排泄途径有皮肤、呼吸道、消化道及泌尿道，而消化道和泌尿道是最主要的排泄途径，即排便和排尿。排便是反射动作，粪便充满直肠刺激肠壁而产生便意；如环境许可，大脑皮层即发出冲动使排便中枢兴奋增强，产生排便反射，促进粪便排出体外。排尿是尿液在肾脏形成后经输尿管而暂贮于膀胱中，贮到一定量后一次性地通过尿道排出体外的过程；排尿是受中枢神经系统控制的复杂反射活动。由于老年人消化或泌尿系统的功能减弱或处于疾病状态，常发生排泄异常，包括排便异常和排尿异常。

一、排便异常

（一）便秘

便秘是指排便次数减少，一周内排便次数少于3次，伴有排便困难，粪便干结。腹部有时可触及包块，肛诊可触及粪块。

（二）粪便嵌塞

粪便嵌塞是指老年人有排便冲动，腹部胀痛，直肠肛门疼痛，肛门处有少量液化的粪便渗出，但不能排出粪便。

（三）腹泻

腹泻是指排便次数增多，粪质稀薄，或常有黏液、脓血或未消化的食物，常伴有腹痛、恶心、呕吐、肠鸣，有急于排便的需要和难以控制的感觉。

（四）排便失禁

排便失禁是指患者不自主地排出粪便。

（五）肠胀气

肠胀气是指胃肠道内过多的气体积聚不能排出，表现为腹部膨隆，叩诊呈鼓音，腹胀。当肠胀气压迫膈肌和胸腔时，可出现气急和呼吸困难。

二、排尿异常

（一）尿失禁

尿失禁是指膀胱括约肌丧失排尿控制能力，使尿液不自主地流出。

（二）尿潴留

尿潴留是指膀胱内潴留大量的尿液而又不能自主排出。表现为下腹胀满、排尿困难、耻骨上膨隆、扪及囊性包块，叩诊为实音。

》【任务实施】

操作步骤	操作程序	注意事项
◆ 操作前		
1. 评估与沟通		
（1）评估	• 评估环境：清洁、安静、地面无水渍	• 卫生间需要扶手、呼叫器等
	• 评估老年人：照护人员应评估老年人的身体状况、行走能力	
（2）沟通	• 照护人员态度和蔼，询问老年人是否需要如厕	
2. 准备		
（1）物品准备	• 卫生间坐便器或床旁坐便椅、卫生纸	
（2）照护人员准备	• 服装整洁，仪表端庄	
◆ 操作中		
1. 协助进卫生间	• 能行走的老年人由照护人员搀扶（或自己行走）进卫生间，关好厕所门，注意保护隐私	• 门外挂标示牌，不锁门，嘱老年人放松、耐心
	• 不能行走或行走能力差的老年人，在照护人员协助下在床旁使用坐便椅如厕	
2. 脱裤	• 照护人员上身抵住老年人，一手扶老年人的腋下（或腰部），另一手协助老年人（或老年人自己）脱下裤子	• 老年人排便时注意保暖，注意保护隐私

操作步骤	操作程序	注意事项
3. 使用便器	• 照护人员双手扶住老年人腋下，协助老年人坐在便器上，嘱老年人坐稳，手扶于身旁支物（扶手、栏杆、凳子、墙壁等）	• 老年人不可蹲厕所时间过久，起身速度要慢，以免跌倒 • 及时与老年人沟通，消除老年人的顾虑
4. 擦肛门	• 老年人便后自己擦净肛门或照护人员协助擦净（将卫生纸绕在手上，把手绕至臀后，从前至后擦肛门）	
5. 穿裤	• 老年人自己借助身旁扶托物支撑身体（或照护人员协助老年人）起身，老年人自己（或照护人员协助）穿好衣服	
◆ 操作后		
	• 照护人员开窗通风，倾倒污秽、清洗坐便器或坐便椅	
	• 协助老年人洗手，照护人员洗手	
	• 记录排泄的次数、量、颜色	

》【任务评价】

如厕帮助任务学习自我检测单

姓名:	专业:	班级:	学号:

任务分析	排便异常	
	排尿异常	
任务实施	操作前：评估与准备	
	操作中：帮助如厕	
	操作后：整理与记录	

任务二　便器使用帮助

》【任务导入】

任务描述

王爷爷，73岁，失能老人，意识清醒，能控制大小便，能与他人进行沟通。王爷爷因不能下床，照护人员为爷爷准备了接尿壶和大便器，让王爷爷在床上能解决大小便需求，增强了王爷爷的舒适度。现在王爷爷要求照护人员帮助其在床上使用便器大小便。

任务目标

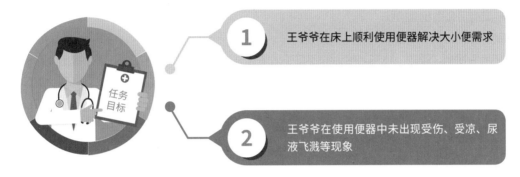

1　王爷爷在床上顺利使用便器解决大小便需求

2　王爷爷在使用便器中未出现受伤、受凉、尿液飞溅等现象

》【任务分析】

对于运动功能减退不能下床活动正常如厕，或者由于疾病治疗原因卧床的老年人，照护人员需帮助老年人在床上使用便器大小便，满足老年人的排泄需求。

一、床上便器的种类

（一）大便器

不能下床的老年人，可在照护人员帮助下在床上使用便携式便器（坐式、盆式）排便（图4-1，图4-2）。

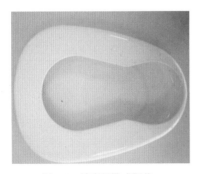

图4-1　搪瓷便携式便盆

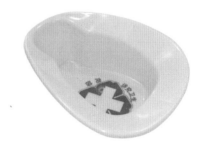

图4-2　塑料便携式便器

（二）小便器

不能下床的老年人，可在照护人员帮助下在床上使用便携式小便器（尿壶、尿盆）排尿（图4-3，图4-4）。

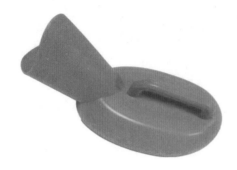 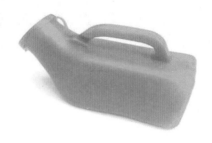

图 4-3　女式便携式小便器　　　　　　　　图 4-4　男式便携式小便器

二、粪便排泄的观察

（一）次数与量

成人每日排便频率是 1～2 次。成人每日排便超过 3 次或每周少于 3 次且形状改变，称为排便异常。消化不良或急性肠炎时，排便次数增多，可为稀便或水样便；便秘时，排便次数减少，坚硬呈栗子样；直肠、肛门狭窄或肠道部分梗阻时呈扁条状或带状。

（二）颜色与形状

正常粪便呈黄褐色、柔软、成形。柏油样便见于上消化道出血；暗红色便见于下消化道出血；白陶土色便见于胆道完全阻塞；果酱样便见于肠套叠、阿米巴痢疾；粪便表面有鲜红色血液见于痔疮、肛裂、直肠息肉；白色米泔样便见于霍乱、副霍乱。

（三）气味

粪便的气味是由蛋白质经细菌分解发酵而产生。粪便呈酸臭味见于消化不良；恶臭味见于消化道出血、肠癌；腥臭味见于阿米巴肠炎。

》【任务实施】

一、便盆使用帮助

操作步骤	操作程序	注意事项
◆ 操作前		
1. 评估与沟通		
（1）评估	• 评估环境：清洁、安静、安全	
	• 评估老年人：老年人的腰部活动情况	
（2）沟通	• 询问老年人是否需要排便，取得合作	
2. 准备		
（1）老年人准备	• 老年人平卧于床上	
（2）物品准备	• 便盆（加温后或加垫子）、便盆里放卫生纸、橡胶布或一次性护理垫、卫生纸、屏风、尿壶（男性）。必要时，备水盆、毛巾	
（3）照护人员准备	• 服装整洁、温暖双手	

操作步骤	操作程序	注意事项
◆ 操作中		
1. 协助平卧	• 照护人员关闭门窗，必要时用屏风遮挡 • 轻轻掀开下身盖被放于照护人员的对侧 • 协助老年人取仰卧位	• 老年人排便时注意保暖，注意保护隐私
2. 铺橡胶单（或护理垫）	• 一手托起老年人的臀部，另一手将橡胶单（或一次性护理垫）垫于老年人腰及臀部下	• 使用前检查便盆完整性，预防老年人皮肤受损
3. 脱裤	• 脱裤子至膝部，将老年人两腿屈膝（肢体活动障碍者用软枕垫于膝下）	
4. 放置便盆	• 一手托起老年人的臀部，臀部抬高 20 ～ 30 厘米，另一手将便盆放置于老年人的臀下（开口向足部） • 腰部不能抬起的老年人，应先协助老年人取侧卧位，腰部放软枕，使盆扣于臀部，再协助老年人平卧，调整便盆位置 	• 及时与老年人沟通，了解并满足老年人的合理需求
5. 防尿液飞溅	• 女性为防止尿液飞溅，在阴部盖上卫生纸。男性放上尿壶，膝盖并拢，盖上毛巾被 	
6. 取出便盆	• 嘱老年人双腿用力，将臀部抬起，一手抬起老年人腰骶部，一手取出便盆 • 臀部不能抬起的老年人，可一手扶住便盆，一手帮老年人侧卧，取出便盆	

操作步骤	操作程序	注意事项
7. 擦肛门	• 为老年人擦净肛门（将卫生纸在手上绕 3 层左右，把手绕至臀部后，从前至后擦肛门，污物较多者反复擦 2～3 次）	
8. 清洗	• 用温水清洗肛门，擦干，协助老年人穿好裤子	
◆ 操作后		
	• 照护人员开窗通风，倾倒污秽，清洗便盆	• 注意观察排便的性状、量。发现异常通知医护人员并按需要及时记录
	• 协助老年人洗手，照护人员洗手	
	• 记录排便的次数、量、颜色	

二、尿壶使用帮助

操作步骤	操作程序	注意事项
◆ 操作前		
1. 评估与沟通		
（1）评估	• 评估环境：清洁、安静、安全	
	• 评估老年人：老年人的下肢活动情况	
（2）沟通	• 询问老年人是否需要排尿，取得合作	
2. 准备		
（1）老年人准备	• 老年人平卧于床上	
（2）物品准备	• 尿壶（男、女）、橡胶布或一次性护理垫、卫生纸。必要时，备水盆、毛巾	
（3）照护人员准备	• 服装整洁、温暖双手	
◆ 操作中		
1. 协助平卧	• 照护人员关闭门窗，必要时用屏风遮挡	• 老年人排尿时注意保暖，注意保护隐私
	• 轻轻掀开下身盖被放于照护人员的对侧	
	• 协助老年人取仰卧位	
2. 铺橡胶单（或护理垫）	• 一手托起老年人的臀部，另一手将橡胶单（或一次性护理垫）垫于老年人腰及臀部下	
3. 脱裤	• 脱裤子至膝部	

操作步骤	操作程序	注意事项
4. 放置尿壶	• 男性老年人侧卧位，膝盖并拢，面向照护人员。将阴茎插入尿壶的接尿口，用手握住壶把固定。阴茎不易插入者，照护人员应戴一次性手套将其插入 • 女性老年人仰卧位，屈膝双脚稍微分开，照护人员单手拿尿壶，尿壶的开口边缘紧挨阴部，尿壶稳定地支撑在床上，为防止尿液飞溅，在会阴上部盖上卫生纸 	• 及时与老年人沟通，了解并满足老年人的合理需求
5. 取出尿壶	• 排尿后撤下尿壶，协助老年人穿好裤子，盖好被子	
◆ 操作后		
	• 撤下橡胶单或护理垫，整理床单位	• 注意观察排尿的性质、量。发现异常通知医护人员并按需要及时记录
	• 必要时协助老年人洗手，照护人员洗手	
	• 开窗通风，处理、观察尿液，清洗尿壶	
	• 记录排尿时间、量、颜色	

》【任务评价】

便器使用帮助任务学习自我检测单

姓名:		专业:	班级:	学号:
任务分析	床上便器的种类			
	粪便排泄的观察			
任务实施	便盆使用帮助	操作程序		
		注意事项		
	尿壶使用帮助	操作程序		
		注意事项		

任务三 尿垫、尿裤更换

》【任务导入】

任务描述

陈奶奶，73 岁，失智老人，不能控制大小便且排便后不自知。陈奶奶卧床时需要使用尿垫，照护人员小李定时过来照护陈奶奶，发现尿垫已渗湿，准备为奶奶更换尿垫。傍晚时分，照护人员小李要陪陈奶奶散步，她要先为陈奶奶更换纸尿裤。

任务目标

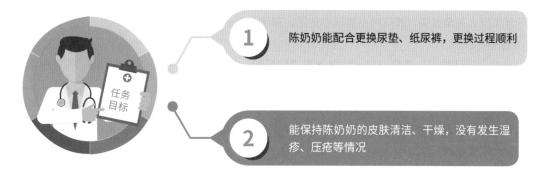

1　陈奶奶能配合更换尿垫、纸尿裤，更换过程顺利

2　能保持陈奶奶的皮肤清洁、干燥，没有发生湿疹、压疮等情况

》【任务分析】

对不能自我控制排尿及需要外出活动的老年人，可以使用尿垫和尿裤，并及时更换。

一、尿垫、尿裤

（一）一次性尿垫

一次性尿布又称为尿垫，包括纸尿垫和纸尿片，用于卧床的尿失禁老年人（图 4-5）。

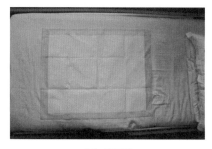

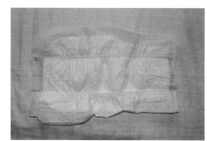

（1）纸尿垫　　　　　　　　　　　　（2）纸尿片

图 4-5　一次性尿垫

（二）一次性尿裤

一次性尿裤包括纸尿裤和拉拉裤（裤衩），用于需要活动的（或躁动的）尿失禁的老年人（图 4-6）。

二、排尿异常的观察

老年人尿失禁根据临床表现可分为充溢性尿失禁、无阻力性尿失禁、反射性尿失禁、急迫性尿失禁和压力性尿失禁五类。在平日照护老年人时，注意观察尿失禁时伴随的健康问题，以便及时解决。

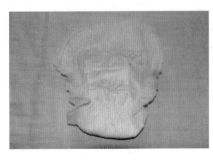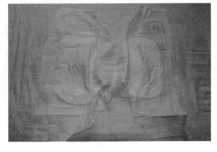

（1）拉拉裤（裤衩）　　　　　　　　　　（2）纸尿裤

图 4-6　一次性尿裤

（一）充溢性尿失禁

是由于下尿路有较严重的机械性（如前列腺增生）或功能性梗阻引起尿潴留，当膀胱内压上升到一定程度并超过尿道阻力时，尿液不断地自尿道溢出。

（二）无阻力性尿失禁

是由于尿道阻力完全丧失，膀胱内不能储存尿液，尿液持续从膀胱尿道漏中流出。

（三）反射性尿失禁

是由完全的上运动神经元病变引起，排尿依靠脊髓反射，患者不自主地间歇排尿（间歇性尿失禁），排尿没有感觉。

（四）急迫性尿失禁

是由大脑皮质对脊髓排尿中枢的抑制减弱或急性膀胱炎、尿道口梗阻等刺激而引起逼尿肌不自主收缩。患者有严重的尿频、尿急症状。

（五）压力性尿失禁

是当腹压增加时（如咳嗽、打喷嚏、上楼梯或跑步时）即有尿液自尿道流出。引起这类尿失禁的病因很复杂，需要做详细检查。

三、健康指导

（一）鼓励老年人多饮水

如病情允许，嘱其每日饮水量 1 500 毫升（除去饮食中的水）左右为宜，以预防泌尿系统感染并能促进排尿反射，入睡前限制饮水，以减少夜尿量。

（二）训练膀胱功能

初起每隔 1～2 小时让老年人排尿，以手掌用柔力自膀胱上方持续向下压迫，使膀胱内尿液被动排出，以后逐渐延长排尿时间，以促进排尿功能恢复。

（三）锻炼盆底肌

根据老年人情况，指导其取立、坐或卧位，试做排尿（便）动作，先慢慢收紧盆底肌肉，再缓缓放松，每次 10 秒左右，连续 10 次，每日锻炼 5～10 次，以不感疲乏为宜。

≫【任务实施】

一、尿垫更换

操作步骤	操作程序	注意事项
◆ 操作前		
1. 评估与沟通		
(1) 评估	• 评估环境：清洁、安静、温暖、安全、光线适中	• 关注老年人的身心状况，疏导并缓解焦虑心理
	• 评估老年人：照护人员应评估老年人的意识状态、自理能力及心理需求，皮肤的状况，更换尿垫时注意有无皮肤湿疹、压疮等情况	
(2) 沟通	• 对于能够有效沟通的老年人，照护人员应询问老年人床号、姓名，并向老年人解释更换尿垫的目的，以取得老年人的配合	
2. 准备		
(1) 照护人员准备	• 服装整洁，温暖双手	
(2) 物品准备	• 尿布（一次性尿垫）、手纸、屏风、水盆、温热毛巾 	
◆ 操作中		
1. 沟通	• 照护人员洗净双手。备齐用物携至老年人床旁。态度和蔼，向老人解释配合要点，尊重老年人	• 注意保护老年人隐私
2. 更换尿布	• 关闭门窗，用屏风遮挡	
	• 协助老年人取左侧卧位	
	• 用温热毛巾擦拭右侧臀部和会阴部皮肤	
	• 将污染的一次性尿垫向内折叠，塞于老年人身体下面，将干净的护理垫一侧卷起塞于老年人身下，另一侧向自己一侧拉开 	
	• 协助老年人翻身至右侧卧位，撤下一次性尿垫，放入污物桶，擦拭左侧臀部及会阴部皮肤	• 控制水温在37～40℃
	• 观察老年人臀部及会阴部皮肤情况	• 检查老年人会阴部皮肤情况，避免发生尿布疹

操作步骤	操作程序	注意事项
2. 更换尿布	• 将清洁尿垫（一次性）另一侧拉平，协助老年人翻转身体至平卧位，拉平清洁尿垫	• 更换尿布时，观察排泄物的性状、量、颜色、气味，如有异常及时报告医护人员
◆ 操作后		
	• 整理床单位，为老年人盖好被子	• 记录臀部及会阴部皮肤情况、排泄物情况等
	• 整理用物	
	• 洗手，记录	
	• 开窗通风	

二、尿裤更换

操作步骤	操作程序	注意事项
◆ 操作前		
1. 评估与沟通		
（1）评估	• 评估环境：清洁、安静、温暖、安全、光线适中 • 评估老年人：照护人员应评估老年人的意识状态、自理能力及心理需求、皮肤的状况，更换尿裤时注意有无皮肤湿疹、压疮等情况	
（2）沟通	• 对于能够有效沟通的老年人，照护人员应询问老年人床号、姓名，并向老年人解释更换尿裤的目的，以取得老年人的配合	
2. 准备		
（1）照护人员准备	• 服装整洁，温暖双手	
（2）物品准备	• 一次性尿裤、卫生纸、屏风、水盆、温热毛巾	• 根据老年人自身情况选择适宜尺寸尿裤
◆ 操作中		
1. 沟通	• 照护人员洗净双手。备齐用物携至老年人床旁。态度和蔼，向老人解释配合要点，尊重老人，注意保护隐私	

操作步骤	操作程序	注意事项
2. 更换尿裤	• 关闭门窗，用屏风遮挡	
	• 协助老年人取平卧位，解开尿裤粘扣，展开两翼至老年人身体两侧，将前片从两腿间后撤	
	• 协助老年人侧卧，将污染尿裤内面对折于臀下	
	• 用温热毛巾擦拭会阴部	• 观察老年人会阴部皮肤情况，避免发生尿疹
	• 将清洁的尿裤（贴皮肤面朝内）对折，协助老年人翻身至另一侧，撤下污染的尿裤，放入污物桶	• 更换一次性尿裤时，观察排泄物的性状、量、颜色、气味。如有异常及时报告医护人员
	• 打开身下清洁尿裤铺平	
	• 协助老年人翻转身体取平卧位，从两腿间向前向上兜起尿裤前端，整理大腿内侧边缘，将两翼粘扣粘好	• 更换尿裤时，将纸尿裤大腿内、外侧边缘展平，防止侧漏
◆ 操作后		
	• 整理床单位，为老年人盖好被子	• 记录臀部及会阴部皮肤情况、排泄物情况等
	• 整理用物	
	• 洗手，记录	
	• 开窗通风	

≫【任务评价】

尿垫、尿裤更换任务学习自我检测单

姓名：	专业：	班级：	学号：

任务分析	尿垫、尿裤的种类	
	排尿异常的观察	
	健康指导	
任务实施	尿垫更换的操作要点及注意事项	
	尿裤更换的操作要点及注意事项	

任务四 呕吐时帮助变换体位

》【任务导入】

任务描述

刘爷爷，72 岁，能自理，既往患有胃肠道疾病，因晚餐饮食不当，致上腹部不适，自觉胀满，入睡 1 小时后突感恶心并呕吐，呕吐物多为晚餐食物，照护人员小张立即来到刘爷爷身边，帮助其更换体位。

任务目标

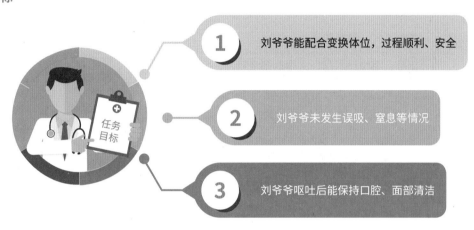

1. 刘爷爷能配合变换体位，过程顺利、安全
2. 刘爷爷未发生误吸、窒息等情况
3. 刘爷爷呕吐后能保持口腔、面部清洁

》【任务分析】

协助老年人呕吐时变换体位，可增加老年人的舒适感，促进呕吐物的排出，减少并发症发生，有利于疾病的观察和处理。

一、帮助呕吐的老年人变换体位的重要性

老年人呕吐时，易发生呛咳、误吸。变换老年人呕吐时的体位，可减少甚至避免此现象发生。病情较轻者呕吐时，可取坐位；病重体弱者可取仰卧位，头偏向一侧或取侧卧位。

二、老年人呕吐物异常的观察

当老年人发生呕吐，照护人员应观察呕吐物的性状、颜色、气味，为判断呕吐原因提供依据（表 4-1）。

表 4-1 呕吐物的状态及常见原因

呕吐物的状态			提示意义
性状	颜色	气味	
胃内容物及胃液，可伴有黏液	食物的颜色	酸腐气味	消化不良 幽门梗阻
胃内容物及胃液多含胆汁	黄绿色	苦味	肠腔梗阻
粪样呕吐物	黑褐色	臭味	低位肠梗阻
血性呕吐物	鲜红色	血腥味	上消化道动脉出血
	紫褐色		静脉出血
	咖啡色		胃内有陈旧性出血

≫【任务实施】

操作步骤	操作程序	注意事项
◆ 操作前		
1. 评估与沟通		
(1) 评估	• 照护人员应评估呕吐物的性状、颜色、气味	
(2) 沟通	• 老年人出现呕吐时，照护人员立即来到床旁，语言亲切，安慰老年人不要紧张。向老年人解释变换体位的重要性，有利于改善症状，预防并发症，取得老年人的配合	• 照护人员应热情、关心老年人
2. 准备		
(1) 环境准备	• 环境整洁，温湿度适宜	
(2) 照护人员准备	• 着装整齐，洗净双手	
(3) 物品准备	• 水杯、毛巾、水盆，必要时备吸管	
◆ 操作中		
1. 摆放体位	• 照护人员协助老年人取舒适、安全体位。呕吐轻者，可取坐位，身体前倾。年老体弱，呕吐重者，取仰卧位，头偏向一侧或取侧卧位	• 操作过程中注意安全护理，尤其是老年人的头部，防止碰到床头桌
2. 防止误吸	• 照护人员应在旁陪伴，手抚老年人背部，以防误吸	
3. 观察	• 老年人呕吐时应观察其面色、呕吐方式、呕吐物的性状。如发现呕吐物呈红色、黄绿色、咖啡色等，应保留呕吐物，立即通知医护人员查看	
4. 漱口	• 取老年人的水杯，盛装清水 • 拿取水盆至老年人床旁，协助老年人漱口。漱口水吐至水盆中	• 老年人漱口时，防止呛咳、误吸，避免引起并发症
	• 用毛巾擦净口角及面部	
◆ 操作后		
	• 照护人员及时清理老年人呕吐物。如有被服污染，及时更换	
	• 开窗通风，整理床单位	
	• 洗手	
	• 记录老年人呕吐物的性状、量及颜色。必要时留取标本送检	

≫【任务评价】

呕吐时帮助变换体位任务学习自我检测单

姓名：	专业：	班级：	学号：

任务分析	帮助呕吐的老年人变换体位的重要性	
	老年人呕吐物异常的观察	
任务实施	操作前：评估与准备	
	操作中：体位变换帮助	
	操作后：清理与记录	

任务五 简易通便帮助

》【任务导入】

任务描述

王奶奶，83岁，介助老人。由于老人行动不方便，平时活动少，因牙口不好，长期吃精细食物，以流质为主。习惯性便秘多年，表现为排便困难，排便次数减少（每周少于3次），粪便干硬，便后无舒畅感，现已有4天未排便，诉腹胀、腹痛，照护人员需使用开塞露帮助王奶奶通便并进行预防便秘的宣教。

任务目标

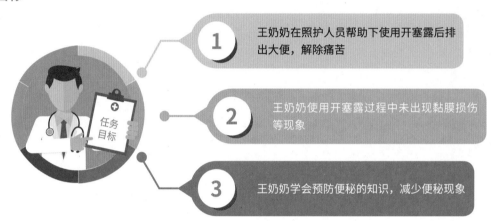

1　王奶奶在照护人员帮助下使用开塞露后排出大便，解除痛苦

2　王奶奶使用开塞露过程中未出现黏膜损伤等现象

3　王奶奶学会预防便秘的知识，减少便秘现象

》【任务分析】

老年人经常发生便秘，不仅影响老年人的生活质量，还可能诱发疾病，临床上常见便秘导致心脑血管疾病的病情变化，甚至猝死。因此，老年人便秘的防治非常重要。

一、老年人便秘的影响因素

（一）年龄因素

随着年龄的增长，老年人出现腹壁肌力下降，胃肠蠕动减慢，盆底肌和肛门括约肌松弛，使肠道排泄控制力减弱，容易引起便秘现象。

（二）饮食因素

老年人常因饮水过少、进食量少或因食物过于精细又缺乏充足水分和膳食纤维，对结肠刺激减少而引起便秘。

（三）活动因素

老年人常因活动过少使肠蠕动减弱而引起便秘。

（四）排便习惯

当老年人因环境改变或其他因素导致排便习惯改变时，致使抑制自己的便意而影响正常排便，是老年人发生便秘的重要原因。

（五）疾病与治疗

排便无力，如结肠梗阻、结肠良性或恶性肿瘤；各种原因的肠粘连均可引起便秘；直肠或肛门病变导致排便疼痛而惧怕排便，如肛裂、痔疮或肛周脓肿；全身性疾病，如甲状腺功能低下、脊髓损伤、尿毒症等可致肠道肌肉松弛；老年人多见的脑卒中、糖尿病等也会影响正常排便。

（六）药物

如应用镇静止痛剂、麻醉剂、抗抑郁药、抗胆碱能药、钙通道阻滞剂、神经阻滞剂等使肠道肌肉松弛而引起便秘。长期滥用泻药会造成对药物的依赖，反而降低肠道感受器的敏感性，导致慢性便秘。

（七）社会文化和心理

老年人因健康原因需要他人协助解决排便问题时，常会因丧失个人隐私而产生自卑，在出现便意时因怕麻烦他人而刻意抑制自己的需要，因此造成便秘。心理因素也会影响排便，如精神抑郁可导致身体活动减少，自主神经系统冲动减慢，肠蠕动减少而引起便秘。

二、老年人便秘的预防和简易通便

心理护理。解释便秘的原因和防治措施，消除患者的思想顾虑。

排便习惯。养成定时排便的习惯，指导患者不随意使用缓泻剂或灌肠等方法。

排便环境。提供单独隐蔽的环境和充裕的排便时间。

排便姿势。患者取坐位或床头抬高45°可利于排便；对手术前患者应有计划地训练床上使用便盆。

合理膳食。多饮水，每日饮水不少于1 500毫升；多吃蔬菜、水果、粗粮等含膳食纤维多的食物；摄入适量油脂类食物。

适当运动。如散步、太极拳、体操，指导卧床患者进行床上活动。

腹部按摩。用食指、中指和无名指自右沿结肠解剖位置向左环状按摩，刺激肠蠕动，以促进排便。

简易通便术。①开塞露通便术：开塞露由50%甘油或小量山梨醇制成，装于密闭的塑料胶壳内，成人每次为20毫升。②甘油栓通便术：甘油栓是由甘油明胶制成，为无色透明或半透明栓剂，呈圆锥形。③人工取便法：当老年人便秘时间过长，发生粪石嵌顿在肠内不易排出，使用开塞露无效，此时如果老年人有急迫便意，表情痛苦不堪，甚至大汗淋漓，应及时采取人工取便，以解除老年人的痛苦。

》【任务实施】

一、使用开塞露

操作步骤	操作程序	注意事项
◆ 操作前		
1. 评估与沟通		
（1）评估	• 评估环境：环境整洁安静、温暖舒适	
	• 评估老年人：老年人的便秘程度、身体状况	
（2）沟通	• 向老年人说明操作方法、目的，以取得配合	
2. 准备		
（1）老年人准备	• 老年人平卧于床上	
（2）物品准备	• 开塞露（每支20毫升）、卫生纸、便盆、橡胶单或一次性尿垫。必要时准备剪刀、屏风	• 检查开塞露前端是否圆润光滑，以免损伤肛门周围组织
（3）照护人员准备	• 着装整齐，洗手，戴口罩	

操作步骤	操作程序	注意事项
◆ 操作中		
1. 沟通	• 向老年人说明操作方法、目的	
	• 照护人员关闭门窗，必要时用屏风遮挡	
	• 取下开塞露瓶盖（或用剪刀剪开）	
2. 摆放体位	• 协助老年人取左侧卧位	
3. 脱裤	• 脱裤子至大腿部	
4. 铺橡胶单（或护理垫）	• 一手托起老年人的臀部，另一手将橡胶单（或一次性护理垫）垫于老年人腰及臀部下	
5. 开塞露插入肛门	• 照护人员左手分开老年人臀部，右手持开塞露球部，挤出少量的药液润滑开塞露前端及肛门口。叮嘱老年人深吸气，将开塞露前端缓慢插入肛门深部，将药液全部挤入。一手拿取卫生纸靠近肛门处，一手快速拔出开塞露外壳，并叮嘱老年人保持体位 10 分钟后再行排便	• 对于患有痔疮的老年人，使用开塞露时宜动作缓慢，并充分润滑 • 老年人主诉有便意，指导其深呼吸，提肛（收紧肛门），并协助按摩肛门部
◆ 操作后		
	• 协助老年人排便后，撤去橡胶单（或一次性尿垫）	
	• 整理衣物、床单位	
	• 开窗通风	
	• 照护人员洗手	
	• 记录使用开塞露的量及排便情况（量及次数）	
	• 向老年人讲解引起便秘的原因及预防措施，鼓励老年人适当活动，多饮水，多食蔬菜、水果、粗粮等含膳食纤维丰富的食物，养成定时排便习惯	

二、人工取便

操作步骤	操作程序	注意事项
◆ 操作前		
1. 评估与沟通		
（1）评估	• 评估环境：环境整洁安静、温暖舒适	
	• 评估老年人：老年人的便秘程度、身体状况	

操作步骤	操作程序	注意事项
(2) 沟通	• 向老年人说明操作方法、目的，以取得配合	
2. 准备		
(1) 老年人准备	• 老年人平卧于床上	
(2) 物品准备	• 一次性手套、橡胶布（或一次性尿布垫）、润滑液（肥皂液或开塞露）	
(3) 照护人员准备	• 着装整齐，洗手，戴口罩	
◆ 操作中		
1. 沟通	• 向老年人说明操作的目的，告诉老年人在进行取便时会有异物感 • 照护人员关闭门窗，必要时用屏风遮挡	• 老年人排尿时注意保暖，注意保护隐私
2. 摆放体位	• 协助老年人取左侧卧位	
3. 脱裤	• 脱裤子至大腿部，暴露臀部（注意保暖）	
4. 铺橡胶单（或护理垫）	• 一手托起老年人的臀部，另一手将橡胶单（或一次性护理垫）垫于老年人腰及臀部下	
5. 人工取便	• 照护人员右手戴手套，左手分开老年人臀部，右手示指涂肥皂液润滑后，嘱咐老年人深呼吸以放松腹肌，待肛门松弛时，示指沿直肠一侧轻轻插入直肠内，慢慢地由浅入深地将粪便掏出，并放于便盆内	• 勿使用器械掏取粪便，动作应轻柔，以避免误伤肠黏膜而造成损伤 • 取便时，照护人员应注意观察老年人情况，如有面色苍白、呼吸急促、全身大汗应立即停止操作，必要时及时报告医护人员
6. 擦肛门	• 取便完毕后，用温水清洁肛门，用卫生纸擦净肛门	
◆ 操作后		
	• 撤下胶单或护理垫，整理老年人的衣服及床单位 • 开窗通风 • 清洗便盆 • 照护人员洗手 • 需要时记录排便时间、量、颜色 • 向老年人讲解引起便秘的原因及预防措施，鼓励老年人适当活动，多饮水，多食蔬菜、水果、粗粮等含膳食纤维丰富的食物，养成定时排便的习惯	

工作领域四 排泄照护

≫【任务评价】

简易通便帮助任务学习自我检测单

姓名:	专业:	班级:	学号:

任务分析	老年人便秘的影响因素		
	老年人便秘的预防和简易通便		
任务实施	使用开塞露	操作程序	
		注意事项	
	人工取便	操作程序	
		注意事项	

任务六 一次性尿袋协助更换

》【任务导入】

任务描述

吴奶奶，79岁，失能老人，因股骨骨折长期卧床，遵医嘱予留置导尿管。吴奶奶因长期卧床，性格孤僻，照护人员小林经常过来陪伴吴奶奶，为防止尿路感染，需为吴奶奶每周更换一次性尿袋。

任务目标

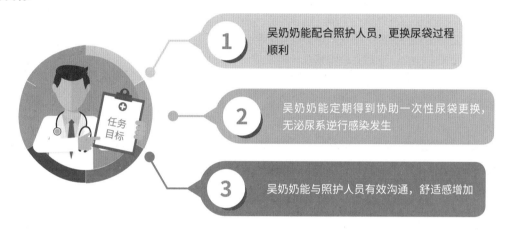

1 吴奶奶能配合照护人员，更换尿袋过程顺利

2 吴奶奶能定期得到协助一次性尿袋更换，无泌尿系逆行感染发生

3 吴奶奶能与照护人员有效沟通，舒适感增加

》【任务分析】

对不能正常排尿而又无其他治疗方法的老年人需使用留置导尿管。长期留置导尿者，每个月须更换尿管。

一、留置导尿与更换尿袋

（一）留置导尿术与更换尿袋

对于不能正常排尿而又无其他治疗方法的老年人，需长期留置导尿管。导尿管是以天然橡胶、硅橡胶或聚氯乙烯（PVC）制成的导管，经由尿道插入膀胱以便引流尿液，导尿管插入膀胱后，靠近导尿管头端有一个气囊固定导尿管于膀胱内，使其不易脱出，末端引流管连接尿袋收集尿液。尿袋是由塑料袋、引流导管和接头组成，规格一般为 1 000 毫升（图 4-7，图 4-8）。

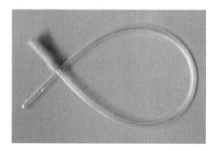

图 4-7　导尿管

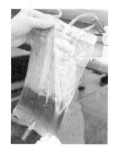

4-8　尿袋

（二）更换尿袋的要求

1. 一次性尿袋一周更换一次。

2. 更换尿袋时避免污染。

3. 妥善固定尿袋，引流管末端高度要始终低于老年人会阴的高度，避免尿液逆流。

二、老年人尿液异常的观察

（一）尿量

可通过读取尿袋上刻度来评估老年人的尿量，当24小时尿量超过2 500毫升或少于400毫升，即为尿量异常。

1. 多尿。是指24小时尿量超过2 500毫升。常提示糖尿病、尿崩症或肾衰竭等情况。

2. 少尿。是指24小时内尿量少于400毫升或每小时尿量少于17毫升。常见于发热、液体摄入过少或休克等老年人。

3. 无尿或尿闭。是指24小时尿量少于100毫升或12小时内无尿。常提示严重休克、急性肾衰竭或药物中毒等情况。

（二）尿液颜色

正常尿液为淡黄色、清亮透明，当其颜色异常时常提示一些泌尿系统的疾病。不同颜色代表的意义不同。

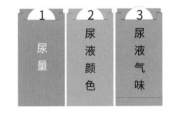

1. 深黄色。常提示老年人水分摄入不足，应该增加水的摄入量。

2. 红色。常提示有活动性出血、泌尿系感染或其他膀胱疾病。

3. 咖啡色。常提示有出血、泌尿系统疾病。

4. 乳白色。尿液呈米汤样，常提示丝虫病。

5. 尿液内有絮状物。尿液浑浊，出现絮状物，常提示泌尿系感染。

（三）尿液气味

正常尿液可有淡淡的尿素气味，久置后可出现氨臭味。如果新鲜尿液即有氨臭味，常提示慢性膀胱炎及尿潴留；糖尿病酮症酸中毒时，尿液有烂苹果气味；有机磷农药中毒时，尿液有蒜臭味；进食较多葱、蒜后，尿液也会有特殊气味。

》【任务实施】

操作步骤		操作程序	注意事项
◆ 操作前			
1. 评估与沟通			
（1）评估		• 评估环境：清洁、安静、舒适、安全、光线适中	
		• 评估老年人：照护人员应评估老年人的意识状态及心理需求，留置导尿管是否脱出，管路是否通畅	
（2）沟通		• 询问老年人床号、姓名，并向老年人解释操作目的，以取得老年人的配合	• 不能有效沟通的老年人，应核对床头卡
2. 准备			
（1）照护人员准备		• 着装整齐，洗净双手，戴好口罩	
（2）物品准备		• 一次性无菌集尿袋、碘伏、棉签、纸巾或卫生纸、别针、一次性手套，必要时备止血钳	

操作步骤	操作程序	注意事项
◆ 操作中		
1. 沟通	• 态度和蔼，向老年人解释操作要点，尊重老年人，以取得配合	
2. 检查用物	• 检查一次性集尿袋有效期，有无破损。所使用的消毒液和棉签是否在有效期内	• 保证所有物品在有效期内
3. 更换尿袋	• 戴手套，在导尿管和尿袋连接处下面垫纸巾或卫生纸 • 打开备好的尿袋置于纸巾或卫生纸上 • 用止血钳夹住导尿管，分离导尿管与尿袋 	
	• 用碘伏消毒导尿管外口及周围。打开备好尿袋的引流管接头，将引流管插入导尿管中（手不触及导尿管口及周围）。松开止血钳，观察尿液引流情况。引流通畅后，用别针将尿袋固定在床单上 	• 严格无菌操作
	• 观察尿液：观察尿袋里的尿液的量和性质，打开尿袋底部的阀门将尿液放入便器中，将尿袋置入医疗垃圾 	• 固定尿袋后引流管末端高度要始终低于老年人会阴的高度，避免尿液逆流
◆ 操作后		
	• 整理老年人床单位及用物 • 脱去手套，洗手，记录	• 记录尿液的量、性状等情况

》【任务评价】

一次性尿袋协助更换任务学习自我检测单

姓名：	专业：	班级：	学号：

任务分析	留置导尿与更换尿袋	
	老年人尿液异常的观察	
任务实施	操作前：评估与准备	
	操作中：更换尿袋	
	操作后：整理、记录及报告	

任务七 造口袋更换

》【任务导入】

任务描述

唐爷爷，77岁，介助老人，既往有直肠癌病史，3年前行直肠癌根治术，术后恢复尚可，左下腹有一永久性乙状结肠造口，照护人员小李会定时过来观察唐爷爷造口袋的情况，当袋内容物超过1/3时会及时为其更换造口袋。

任务目标

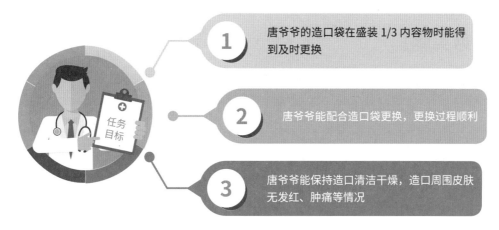

1 唐爷爷的造口袋在盛装1/3内容物时能得到及时更换

2 唐爷爷能配合造口袋更换，更换过程顺利

3 唐爷爷能保持造口清洁干燥，造口周围皮肤无发红、肿痛等情况

》【任务分析】

因肠道严重损伤而实施肠造口术的老年人，术后需一段时间或终生在腹壁上另造一个人工肛门，将粪便由此排出体外。

一、肠造口及其照护

（一）肠造口和造口袋

1. 肠造口。是通过手术将病变的肠段切除，将一段肠管拉出，翻转缝于腹壁，用于排泄粪便。肠造口是红色的，与口腔黏膜一样，柔软光滑，一般为圆形。

2. 造口袋。主要用于收集粪便。根据造口袋的设计可分为一件式造口袋（图4-9）和二件式造口袋（图4-10）。一件式造口袋通常是一次性，可有剪定的开口，简单易使用。二件式造口袋的袋子与底盘可分开，不用撕开底盘更换袋子，使用方便，可以更好地保护造口周围皮肤；底盘可按造口形状大小剪切。

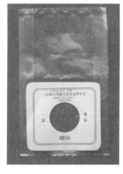
图4-9 一件式造口袋

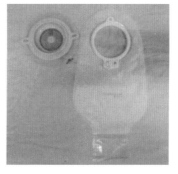
图4-10 二件式造口袋

（二）肠造口照护措施

1. 保持造口清洁、干燥，应及时更换粪袋。

2. 做好造口周围皮肤护理，可选用保护皮肤的药物，如氧化锌软膏等。

3. 选择宽松、舒适、柔软的衣裤，以免衣裤过紧使得造口周围皮肤受摩擦出血。

4. 保持床单位清洁、干燥，及时更换污染的衣物、被服。

5. 老年人进食易消化的食物，少食粗纤维多、易产气或刺激性强的食物，注意加强营养，增强机体抵抗力，促进机体康复。

二、肠造口的观察

注意观察造口有无回缩、出血及坏死。

注意观察造口周围皮肤有无皮肤发红、肿痛，甚至溃烂等情况。

注意观察老年人的排便情况，如发现排便困难、造口有狭窄等情况，及时报告医护人员。

注意观察粪袋内排泄物的颜色、性质和量。

》【任务实施】

操作步骤	操作程序	注意事项
◆ 操作前		
1. 评估与沟通		
（1）评估	• 评估环境：清洁、安静、舒适、安全、光线适中 • 评估老年人：照护人员应评估造口袋情况，内容物超过 1/3 时应将造口袋取下更换 	
（2）沟通	• 询问老年人床号、姓名，并向老年人解释操作目的，以取得老年人的配合	• 不能有效沟通的老年人，应核对床头卡
2. 准备		
（1）环境准备		
（2）照护人员准备	• 环境整洁，温、湿度适宜，注意遮挡老年人 • 着装整齐，洗净双手，戴好口罩	
（3）物品准备	• 清洁、干燥粪袋 1 个，温水（35～37℃），脸盆，毛巾，卫生纸，便盆	
◆ 操作中		
1. 沟通	• 询问老年人进食时间，态度和蔼，向老年人解释操作目的及配合要点，尊重老年人，以取得配合	• 餐后 2～3 小时不要更换造口袋，此时肠蠕动较活跃，更换时有可能出现排便

操作步骤	操作程序	注意事项
2. 更换造口袋	• 检查造口袋在有效期内，无破损	
	• 协助老年人取舒适体位，暴露造口的部位，将纸巾垫于人工肛门处的身下	• 注意保暖和保护老年人隐私
	• 打开造口袋与造口连接处的底盘扣环，取下造口袋放于便盆上 	• 更换一件式造口袋时，可一手固定皮肤，一手自上而下轻柔揭除造口袋 • 二件式造口袋更换底盘时，应先用造口尺测量造口大小并在底盘标注，然后用造口剪刀进行裁剪
	• 查看造口及周围的皮肤，如无异常可用柔软的卫生纸擦拭干净，再用温热毛巾清洗净造口及局部皮肤并擦干	• 如造口周围皮肤发红，可在清洁皮肤后涂氧化锌软膏保护皮肤
	• 将清洁的造口袋与腹部造口底盘扣环连接，扣紧扣环后用手向下牵拉造口袋，确认造口袋固定牢固，将造口袋下口封闭	
◆ 操作后		
	• 整理：将粪便倾倒于厕所内，用清水清洗造口袋	• 可反复使用的造口袋，更换下来后也可用中性清洁剂清洗或用氯己定浸泡 30 分钟，再用清水清洗，然后晾干备用
	• 洗手	
	• 根据需要记录	

》【任务评价】

造口袋更换任务学习自我检测单

姓名：	专业：		班级：	学号：
任务分析	肠造口及其照护			
	肠造口的观察			
任务实施	操作前：评估与准备			
	操作中：更换造口袋			
	操作后：整理、记录及报告			

5 工作领域五
睡眠照护

睡眠是人类不可缺少的一种生理现象，也是老年人的基本生理需要，更是老年人获得健康的必要因素，故充足良好的睡眠对于维持老年人的身心健康至关重要。照护人员要掌握老年人睡眠的相关知识、完成为老年人布置良好睡眠环境及照护睡眠障碍老年人两个任务，从而更好地为老年人做好睡眠照护，提高老年人的睡眠质量。

学习目标

1. 能耐心倾听老年人关于睡眠要求的诉求并及时给予合适的处理，理解老年人睡眠时间减少的现象并提供贴心的照护。在对老年人睡眠照护上体现照护人员应具备的细心、耐心和责任心。

2. 能正确为老年人布置睡眠环境，能对睡眠障碍的老年人进行睡眠照护。

3. 能熟知老年人的睡眠特点、老年人对睡眠环境的要求，能理解老年人常见睡眠障碍的原因及表现，学会观察老年人睡眠障碍的情况并能正确记录。

任务目标

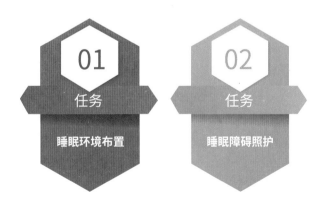

01 任务
睡眠环境布置

02 任务
睡眠障碍照护

任务一 睡眠环境布置

》【任务导入】

任务描述

张奶奶，65 岁，能自理，入院记录显示，老人身体健康，精神状态良好。今日查房，见张奶奶正在卧床休息，但神情疲惫，情绪低落。张奶奶反映对养老院的睡眠环境不适应。照护人员需了解张奶奶的睡眠习惯，并为张奶奶创造良好的睡眠环境。

任务目标

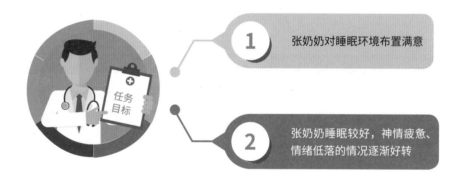

1　张奶奶对睡眠环境布置满意

2　张奶奶睡眠较好，神情疲惫、情绪低落的情况逐渐好转

》【任务分析】

老年人是否能够获得良好睡眠受多种因素影响，重点是环境因素的影响和老年人良好睡眠习惯的养成。改善睡眠环境，帮助老年人养成良好睡眠习惯，可提高老年人的睡眠质量，促进老年人身心健康。

一、老年人睡眠特点

正常睡眠是指在最佳睡眠时间，达到足够睡眠量，并且半小时内入睡，基本不醒或醒后能够很快再次入睡。醒后感觉精力充沛，情绪愉悦。最佳睡眠时间一般为 22 点至次晨 6 点，老年人可稍提前，为 21 点至次晨 5 点。成年人对睡眠的要求一般需要 7～9 小时。老年人由于新陈代谢减慢，减少 1～3 小时，达到 6～7 小时。睡眠的好与坏，不应简单地以睡眠时间的长短来衡量，而应以睡眠后是否消除了疲劳，精力是否充沛来评判。

随着年龄的增长，老年人的机体结构和功能会不断发生退化，睡眠功能也会退化，老年人睡眠特点表现为以下几点。

1. 睡眠时间缩短。60～80 岁的健康老年人就寝时间平均为 7～8 小时，但睡眠时间平均为 6～7 小时。

2. 容易觉醒。老年人睡眠容易受到声、光、温度等外界因素以及自身疾病干扰，尤以夜间明显，使睡眠变得断断续续。

3. 浅睡眠，即大脑未充分休息。老年人浅睡眠期增多，深睡眠期减少，老年人年龄越大，睡眠越浅。

4. 早睡早起。老年人容易早醒，睡眠趋向早睡早起。

二、老年人对睡眠条件的要求

（一）环境适宜

1. 室内环境温度及湿度。老年人的体温调节能力差，对温度的敏感性变差，老年人睡眠环境的温、湿度要求为：夏季室内温度保持在 22～25℃，冬季室温可在 18～22℃，相对湿度夏季 60%～70%、冬季 55%～65% 为宜。

2. 声、光及色彩。老年人睡眠易受声、光的影响，居住环境要保持安静，光线要暗。照护人员夜间操作及巡视做到走路轻、操作轻、关门轻、说话轻。睡眠环境中的窗户选用遮光性较好的深色窗帘以遮挡室外光线射入，在老年人睡前关闭大灯，根据老年人需要可适当开启壁灯或地灯。墙壁颜色淡雅，可避免老年人过度兴奋或焦虑。

3. 通风换气。在老年人入睡前进行居室的通风换气，清除室内异味及污浊空气，使老年人感觉呼吸顺畅。

4. 老年人居室设备。室内设备应简单实用，靠墙摆放，应尽量选择弧形转角的家具，以免夜间碰伤起夜的老年人。

5. 卫生间。应靠近卧室，内设置坐便器并有扶手，地面铺防滑砖。叮嘱老年人上床前排空大小便，避免和减少起夜对睡眠造成的影响。对于行动不便的老年人，在睡前将所需物品，如水杯、痰桶、便器等放置于适宜位置。

（二）床铺、被服舒适

1. 调整床铺高矮 40～50 厘米，适合老年人上下床为宜。根据老年人身高适度调整。床铺硬度适中。

2. 选用保温性能较好的棉芯被褥，薄厚随季节调整，松软适中。褥垫上平整舒适，无渣屑。

3. 荞麦皮的芯枕较好，软硬适中并且透气。枕芯太软或太硬都不舒适。调整枕头舒适的高度为 6～9 厘米。高度随老年人习惯适当调整，但不宜太高。

》【任务实施】

操作步骤	操作程序	注意事项
◆ 操作前		
1. 评估与沟通		
（1）评估	• 评估环境：清洁、安静、舒适、安全、光线充足、适合操作	
	• 评估老年人：照护人员应评估老年人的意识状态、自理能力及身体状况、睡眠环境情况等	
（2）沟通	• 对于能够有效沟通的老年人，照护人员应询问老年人床号、姓名，了解老年人以往睡眠习惯及睡眠环境要求，并向老年人讲解即将准备的睡眠环境的情况，以取得老年人的同意及配合	• 对于不能进行有效沟通的老年人，应核对老年人的房间号、床号、床头卡、姓名
2. 准备		
（1）照护人员准备	• 仪表端庄，着装整洁，修剪指甲，洗手	
（2）物品准备	• 手消毒液、记录单、笔，必要时备毛毯	
（3）环境准备	• 清洁、安静、舒适、安全，室内温、湿度适宜	
（4）老年人准备	• 排便、排尿、洗漱完毕	
◆ 操作中		
1. 通风	• 睡前将老年人卧室窗户打开，通风 10 分钟，然后关闭窗户	• 老年人睡前，卧室适当通风换气，避免空气污浊或异味影响老年人睡眠

操作步骤	操作程序	注意事项
2. 调节温、湿度	• 调节室内空调或暖气开关，调整温、湿度 	
3. 拉好窗帘，关闭电视	• 拉好窗帘，避免光线进入，以免影响老年人的睡眠 • 关闭电视，减少声音刺激，以免影响老年人的睡眠	
4. 协助老年人上床就寝，盖好盖被	• 协助老年人上床：照护人员扶着老年人坐在床上，协助老年人脱掉鞋子及相关衣物，协助老年人在床上平躺好 • 帮老年人盖好被子。根据季节、温度及老年人的需求盖好厚薄适宜的被子	• 床铺高矮适合老年人上下床为宜 • 被褥厚薄随季节调整 • 枕头不宜太高或太低，软硬度适中
5. 调节光线	• 打开夜间地灯，关闭房间大灯	
6. 询问需求，退出房间	• 呼叫器放置于老年人枕边，依据老年人需要，床旁放置便器，询问老年人需求，及时满足，问候晚安 • 照护人员退出房间，轻轻关门	
◆ 操作后		
	• 整理用物 • 洗手 • 记录老年人睡眠时间及情况。根据晚上巡视情况及时记录老年人睡眠时间及情况。晚上巡视期间发现老年人有任何异常情况及时处理	• 异常情况及时准确记录并处理

》》【任务评价】

睡眠环境布置任务学习自我检测单

姓名：		专业：	班级：	学号：
任务分析	老年人睡眠特点			
	老年人对睡眠条件的要求			
任务实施	操作前：评估与准备			
	操作中：睡眠房间布置			
	操作后：整理、安置与记录			

任务二 睡眠障碍照护

》【任务导入】

任务描述

周爷爷，74 岁，介护老人，既往有肺癌病史，1 个月前诉胸部隐隐作痛，在医生的指导下做了相关的治疗。周爷爷近期睡眠质量差，入睡困难，夜间经常做梦，常被惊醒，醒后无法入睡，直到天亮。白天周爷爷出现了头晕、体乏、易躁易怒的症状，晚上不愿意上床就寝。照护人员需要采取相关措施来改善周爷爷的睡眠障碍。

任务目标

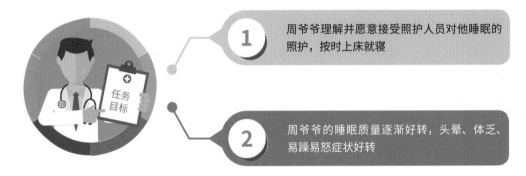

1 周爷爷理解并愿意接受照护人员对他睡眠的照护，按时上床就寝

2 周爷爷的睡眠质量逐渐好转，头晕、体乏、易躁易怒症状好转

》【任务分析】

老年人睡眠障碍较为常见，睡眠障碍使老年人的精神状况及生活质量下降，照护人员应细心观察老年人的睡眠情况并予以记录，协助找出影响老年人睡眠障碍的原因，努力及时协助解决，提高老年人的睡眠质量。对严重睡眠障碍的老年人应通知医护人员，给予相应的医疗干预提升睡眠质量。

一、老年人睡眠障碍的原因及表现

（一）老年人睡眠障碍的原因

睡眠障碍是指睡眠量不正常以及睡眠中出现异常行为的表现，也是睡眠和觉醒正常节律性交替紊乱的表现。它可由多种因素引起，包括睡眠失调和异常睡眠。睡眠障碍会导致大脑功能紊乱，对身体造成多种危害，严重影响身心健康，容易出现头晕、头痛、心慌、烦躁等现象，还可能导致反应迟缓、记忆力减退、免疫力下降、易衰老，诱发多种疾病，如心血管疾病、糖尿病、肿瘤等。老年人睡眠障碍的常见原因有以下几种。

1. 老年人生活环境的改变，如老年人的卧室、卧具发生变化，造成老年人睡眠障碍。

2. 老年人爱操心，如操心子女生活等，容易导致紧张焦虑、难以入睡、睡眠中多梦、睡眠质量差，特别是遇重大压力使精神负荷增大，老年人更难以安睡。

3. 老年人因患病致被动体位，不能自理的老年人未按时翻身，使老年人长时间处于一种卧姿易造成肌肉疲劳，难以入眠。

4. 有些老年人长期饮用咖啡、浓茶等饮品，会使老年人暂时性兴奋，扰乱正常睡眠，久了就会导致睡眠障碍。

5. 老年人因长期服用安眠药，养成习惯性、依赖性，发展成抗药性，使治疗睡眠障碍的药物失效，使老年人陷入长期睡眠障碍的境地。

6. 老年人患病时，留置输液导管、各种引流管造成牵拉不适。

7. 疼痛是最不愉快的感受，尤其影响睡眠。老年人出现诊断明确的疾病性疼痛应遵医嘱给予止痛药。

8. 居室环境以及床具舒适度，床单是否干燥平整无渣屑，也可影响老年人睡眠。

9. 入住养老机构的老年人，两人或多人同居一室互相干扰，也是造成老年人睡眠障碍的原因。

10. 老年人随年龄增长，脑缺血、缺氧、葡萄糖供给不足、酶代谢异常等因素均易引起脑细胞代谢紊乱，也会引起睡眠障碍。

11. 患精神疾病的老年人常伴有睡眠障碍症状。

（二）老年人睡眠障碍的常见表现

老年人睡眠障碍属于睡眠失调（睡眠形态紊乱）中的一种，其表现形式主要有以下几种。

1. 入睡困难。上床后持续 30 分钟以上不能入睡，或想睡却很清醒，而且持续数天或更久。

2. 睡眠中断，即睡眠中途觉醒。睡眠过程中一夜醒多次，没有熟睡的感觉。

3. 多梦。夜间经常做梦，一般不留记忆或对梦境有断断续续不完整的记忆。

4. 早醒。天没亮就醒或入睡后没多久就醒，醒来以后再也无法入睡。

5. 彻夜不眠。夜间卧床睡眠，但外界声响都能听到，虽躺在床上却意识清醒，感觉一夜迷迷糊糊。

老年人睡眠障碍的表现形式并不单一，可一种或几种形式同时存在。

二、老年人睡眠障碍的观察

一般睡眠情况：入睡时间、觉醒时间与次数、总睡眠时间、睡眠质量等。

异常睡眠情况：入睡困难、不能维持睡眠、昼夜颠倒现象、睡眠呼吸暂停、夜间阵发性呼吸困难、嗜睡等。

异常睡眠记录内容：包括床号、姓名、一般睡眠情况、老年人主诉、异常睡眠的表现、有无采取助眠措施等。

三、识别异常情况并及时报告

主动倾听老年人的主诉，设法解除和控制老年人身体不适，但出现如头晕、头痛、呼吸困难、胸闷、剧烈疼痛等无法解决的情况时，应及时报告医生或护士，并做好记录。记录内容包括时间、老年人睡眠障碍的表现、处理措施、处理结果等。

四、睡眠障碍的照护

睡眠障碍会对老年人造成生活困扰，致使生活质量下降，除疾病原因需积极医治原发病外，还应做好老年人睡眠方面的指导，使老年人养成良好的睡眠习惯，改善睡眠状况。

（一）指导老年人养成良好睡眠习惯

1. 每天按时起床、就寝（包括节假日）。午睡 30～60 分钟，不宜多睡。

2. 按时进食，晚餐吃少，不宜过饱。晚餐后或睡前不食用和饮用对中枢神经系统有兴奋作用的食物、饮料，减少饮水量。

3. 入睡前避免阅读有刺激性的书报、杂志。避免看情节刺激、激烈的电视节目，不要在床上读书、看报、看电视。睡前做身体放松活动，如按摩、推拿、静坐等。

（二）安排舒适的睡眠环境

保持老年人卧室清洁、安静、远离噪声、避开光线刺激等。

（三）促进老年人身体的舒适，诱导睡眠

1. 睡前洗漱，排空大小便，穿着宽松睡衣。

2. 协助老年人创造有利于睡眠的条件反射机制，如睡前半小时洗热水澡、泡脚、听节奏缓慢的音乐、喝杯牛奶等。只要长期坚持，就会建立起"入睡条件反射"。

3. 为老年人选择合适的寝具，如床要软硬合适，枕头应高低合适、软硬适中，枕头的高度多以自己的一个拳头的竖高为宜。成人的枕高通常为 6～9 厘米，枕头的高度可随老年人习惯适当调整，但不宜太高。侧卧时枕高应与肩宽相同，防止头颈上下偏移，影响睡眠。

4. 根据老年人情况采取适宜的睡眠姿势，如患心力衰竭的老年人睡眠要取半卧位，减少回心血量，从而减轻肺淤血和心脏的负担，改善呼吸困难症状；肺部及胸腔疾病应采取患侧卧位睡眠，可以减少因呼吸运动造成的胸痛，也可使健侧肺的呼吸运动不受影响。

（四）心理慰藉

老年人在睡觉前有未完成的事情或不愉快的事情，照护人员应耐心倾听并尽量协助老年人解决，如果暂时无法解决，可以帮助老年人记录下来，减少就寝后的惦念。

》【任务实施】

操作步骤		操作程序	注意事项
◆ 操作前			
1. 评估与沟通			
（1）评估		• 评估环境：清洁、安静、舒适、安全、光线充足、适合操作	
		• 评估老年人：照护人员应评估老年人的意识状态、自理能力及身体状况，查阅老年人既往照护记录，评估老年人近期状况，了解异常睡眠的原因等	
（2）沟通		• 对于能够有效沟通的老年人，照护人员应询问老年人床号、姓名，了解老年人以往睡眠习惯及睡眠环境要求，并向老年人讲解即将进行促进老年人睡眠的方法及注意事项，以取得老年人的配合	• 对于不能进行有效沟通的老年人，应核对老年人的房间号、床号、床头卡、姓名
2. 准备			
（1）照护人员准备		• 仪表端庄，着装整洁，修剪指甲，洗手	
（2）物品准备		• 手消毒液、记录单、笔，必要时准备毛毯	
（3）环境准备		• 清洁、安静、舒适、安全，调节室内温、湿度	
（4）老年人准备		• 排便、排尿、洗漱完毕，平卧于床上	
◆ 操作中			
1. 协助睡眠		• 关闭窗户，拉好窗帘，关闭电视，调节好温、湿度	• 夜间温度下降，老年人觉醒时，为老年人增盖毛毯
		• 找出睡眠障碍的原因并针对性地干预	
		• 协助老年人脱去衣裤就寝，盖好棉被	
2. 观察睡眠		• 定时巡视，观察老年人睡眠状况	• 夜间查房注意走路轻、关门轻，避免惊醒老年人
		• 观察内容：一般睡眠情况包括入睡时间、觉醒时间及次数、总睡眠时间、睡眠质量等；异常睡眠情况包括入睡困难、不能维持睡眠、昼夜颠倒现象、睡眠呼吸暂停、夜间阵发性呼吸困难、嗜睡等	• 对于身体状况不佳的老年人，加强观察、巡视
		• 观察结束后轻步退出房间，轻手关门	

操作步骤	操作程序	注意事项
◆ 操作后		
	• 整理用物	• 记录内容详细，字迹清楚
	• 洗手	
	• 记录老年人睡眠时间及情况：根据晚上巡视情况做好记录。记录内容包括老年人一般睡眠情况（入睡时间、觉醒时间与次数、总睡眠时间、睡眠质量）、老年人主诉、异常睡眠的表现、有无采取助眠措施等	

》【任务评价】

睡眠障碍照护任务学习自我检测单

姓名:	专业:	班级:	学号:

任务分析	老年人睡眠障碍的原因及表现	
	老年人睡眠障碍的观察	
	识别异常情况并及时报告	
	睡眠障碍的照护	
任务实施	操作前:评估与准备	
	操作中:睡眠帮助	协助睡眠
		观察睡眠
	操作后:整理、安置与记录	

6

工作领域六
清洁照护

清洁的环境和身体，不仅可以使人感觉舒适，改善自我形象，拥有自信和自尊，还可以起到预防疾病的目的。照护人员应掌握有关居室卫生清洁以及协助老年人做好基本身体清洁的知识，使被照护的老年人身心舒适，减少疾病的发生。

学习目标

　　1. 发扬吃苦耐劳的职业精神，细心、耐心和有责任心地对老年人进行清洁照护，符合相关老年人照护规定的要求。

　　2. 能为老年人整理床单位、更换床单位。能协助老年人进行漱口、刷牙，用棉棒为老年人擦拭、清洁口腔。能协助老年人晨间梳头、洗脸、洗头、洗手、沐浴。能协助老年人更衣和修饰仪容仪表。能为老年人进行预防压疮的照护。

　　3. 详述更换床单位要求、预防老年人发生压疮的方法。阐述老年人居室卫生要求、老年人应如何保持口腔健康、老年人口腔清洁方法、压疮预防知识、预防压疮观察要点。理解皮肤清洁的目的意义，老年人口腔健康的标准和重要性，头发清洁的目的及意义。

任务目标

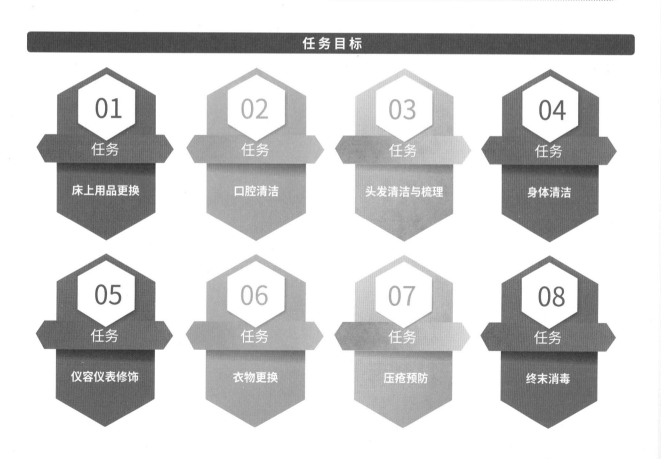

01 任务	02 任务	03 任务	04 任务
床上用品更换	口腔清洁	头发清洁与梳理	身体清洁
05 任务	06 任务	07 任务	08 任务
仪容仪表修饰	衣物更换	压疮预防	终末消毒

任务 一 床上用品更换

≫【任务导入】

任务描述

王爷爷，88 岁，失能老人，6 年前诊断有高血压病，既往血压在 140 ～ 180/90 ～ 110 毫米汞柱（mmHg）波动，既往因脑出血导致偏瘫，一侧肢体不能自主运动，大小便失禁。今日查房发现王爷爷尿湿了裤子和床单，为了给老人创造干净整洁的环境，让老人感觉舒适，照护人员需要为王爷爷更换衣服、床单。

任务目标

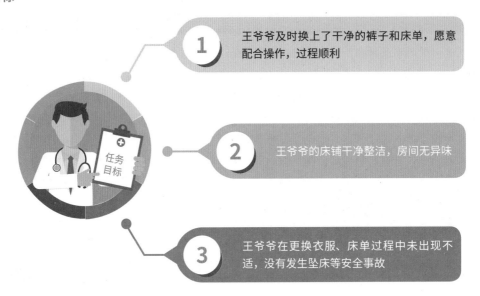

1 王爷爷及时换上了干净的裤子和床单，愿意配合操作，过程顺利

2 王爷爷的床铺干净整洁，房间无异味

3 王爷爷在更换衣服、床单过程中未出现不适，没有发生坠床等安全事故

≫【任务分析】

居室环境整洁，可以降低老年人患病的概率。床单位是老年人生活休息的必备生活单位，为老年人整理更换床单位，创造清洁、舒适的居室环境是老年照护人员的职责之一。

一、清扫整理床单位的重要性

一个整洁舒适的床单位可以让老年人更好地休息生活，同时保证居室环境的干净整洁，对于长期卧床的老年人而言更可以避免并发症的发生。

二、清扫整理床单位的要求

老年人每日晨起、午睡后，照护人员要进行床单位的清扫整理。床铺表面要求做到平整、干燥、无渣屑。扫床时，床刷要套上刷套（刷套需用 500 毫克 / 升浓度的含氯消毒液浸泡过，以挤不出水为宜）进行清扫。一床一套，不可混用。

对于卧床的老年人，照护人员还应注意在三餐后、晚睡前进行床单位的清扫整理，避免食物的残渣掉落床上，造成老年人卧位不适甚至引发压疮。

三、更换被服的重要性

定期为老年人更换被服，可以使床单位保持平整、干净、无褶皱，使老年人睡卧舒适，居室整洁美观。便于对卧床的老年人的病情进行观察，协助老年人变换卧位，同时预防压疮等并发症的发生。

四、更换被服的要求

一般情况下，每周应为老年人更换被服（包括被罩、床单、枕套）。

当被服被尿、便、呕吐物、汗液等污染、打湿时，应立即更换。

老年人的被褥应经常拿到室外晾晒。

》》【任务实施】

一、为老年人整理床单位

操作步骤	操作程序	注意事项
◆ 操作前		
1. 评估	• 评估老年人的意识状态及自理能力	
2. 准备		
（1）照护人员准备	• 着装整洁、戴口罩	• 照护人员扫床需要戴口罩
（2）环境准备	• 室内安静	
（3）物品准备	• 扫床车 1 辆、床刷 1 把、一次性床刷套 	
◆ 操作中		
1. 折叠棉被	• 将棉被折叠成方块状，枕头放于棉被上，一同置于床旁椅上	
2. 整理床单	• 按先床头后床尾的顺序，先将床头部位床单反折于床褥下压紧，再将床尾部床单抻平反折于床褥下 	
3. 准备床刷	• 将床刷套套在床刷外面	

操作步骤	操作程序	注意事项
4. 清扫床单	• 从床头纵向扫床至床尾，每一刷要重叠上一刷的1/3，避免遗漏 	• 扫床套在使用时每床一个，不可重复使用
◆ 操作后		
	• 整理用物：撤下床刷套，将枕头放于床头，棉被放于床尾	
	• 洗手	
	• 记录	

二、为老年人更换被服

操作步骤	操作程序	注意事项
◆ 操作前		
1. 评估与沟通		
（1）评估	• 评估老年人：照护人员应评估老年人的意识状态及自理能力	
（2）沟通	• 照护人员向老年人解释操作目的，取得老年人配合	
2. 准备		
（1）照护人员准备	• 着装整洁、洗手、戴帽子、口罩	
（2）老年人准备	• 平卧于床上，盖好被子	
（3）环境准备	• 关闭门窗，调节室温至 24～26℃	
（4）物品准备	• 扫床车1辆、床刷1把、一次性床刷套、清洁床单、被罩、枕套，必要时备清洁衣裤 	

操作步骤	操作程序	注意事项
◆ 操作中		
1. 更换床单	• 物品按使用顺序放在床尾椅上（上层床单，中层被罩，下层枕套）	• 协助老年人翻身侧卧时，注意老年人安全，防止发生坠床。必要时使用床挡
	• 立起对侧床挡，照护人员站在床右侧，一手托起老年人头部，一手将枕头平移到床左侧，协助老年人翻身侧卧于床左侧（背向照护人员）盖好盖被。从床头至床尾松开近侧床单，将床单向上卷起至老年人身下	
	• 床刷套套在床刷外面，从床中线开始清扫床褥，从床头扫至床尾，每扫一刷要重叠上一刷的 1/3，避免遗漏	
2. 铺清洁床单	• 将清洁床单的中线对齐床中线，展开近侧床单平整铺于床褥上，对侧床单向上卷起塞于老年人身下，分别将近侧床单的床头、床尾部分反折于床褥下绷紧床单，将近侧下垂部分的床单平整塞于床褥下	• 一床一刷套，不可重复使用
	• 将枕头移至近侧，协助老年人翻转身体，侧卧于清洁床单上（面向照护人员），盖好被子，立起近侧床挡	
	• 照护人员转至床对侧，放下床挡，从床头至床尾松开床单，将污床单从床头、床尾向中间卷起放在污衣袋内，清扫褥垫上的渣屑（方法同上），撤下床刷套	
	• 拉平老年人身下的清洁床单，平整铺于床褥上（方法同上）。协助老年人平卧于床中线上，盖好被子	

操作步骤	操作程序	注意事项
3. 更换被套	• 照护人员站在床左侧，将棉被展开，打开被尾开口，一手揪住被罩边缘，一手伸入被罩中分别将两侧棉胎向中间对折；一手抓住被罩被头部分，一手抓住棉胎被头部分，将棉胎呈S形从被罩中撤出，折叠置于床尾。被罩仍覆盖在老年人身上	• 更换被罩时，避免遮住老年人口鼻 • 棉胎装入被罩内，被头部分应充满，不可有虚沿 • 操作动作轻稳，不要过多暴露老年人身体并注意保暖
	• 取清洁被罩平铺于污被罩上，被罩中线对准床中线。床罩的被头置于老年人颈肩部。打开清洁被罩被尾开口端，将棉胎装入清洁被罩内，并将棉胎向两侧展开。将污被罩从床头向床尾方向翻卷撤出，放于污衣袋内	
	• 棉被两侧分别向内折叠，被尾塞于床垫下 	
4. 更换枕套	• 照护人员一手托起老年人头部，另一手撤出枕头	• 套好的枕头四角充实，枕套开口背门 • 必要时，为老年人更换衣裤
	• 将枕芯从枕套中撤出，污枕套放在污衣袋内	
	• 在床尾部，取清洁枕套反转内面朝外，双手伸进枕套内撑开揪住两内角	
	• 抓住枕芯两角，反转枕套套好 	
	• 将枕头从老年人胸前放至左侧头部旁边，照护人员右手托起老年人头部，左手将枕头拉至老年人头下适宜位置	
◆ 操作后		
	• 整理用物	
	• 开窗通风	
	• 洗手	
	• 记录	

》【任务评价】

床上用品更换任务学习自我检测单

姓名：	专业：	班级：	学号：

<table>
<tr><td rowspan="4">任务分析</td><td colspan="2">清扫整理床单位的重要性</td></tr>
<tr><td colspan="2">清扫整理床单位的要求</td></tr>
<tr><td colspan="2">更换被服的重要性</td></tr>
<tr><td colspan="2">更换被服的要求</td></tr>
<tr><td rowspan="2">任务实施</td><td>整理床单位</td><td></td></tr>
<tr><td>更换被服</td><td></td></tr>
</table>

任务二 口腔清洁

》【任务导入】

任务描述

邓奶奶，80岁，失能老人，脑中风瘫痪导致长期卧床，吞咽困难，言语不清，可在床上自行翻身活动，不能正常沟通，无法正常进食，只能吃流质饮食。今日查房，老人告知照护人员自己嘴巴很苦，舌头疼，不能吃饭，于是照护人员上报给护士，护士查看时发现老人口腔里有多处白色斑点和溃疡，并且有异味，照护人员需要采取措施解决老人口腔问题。

任务目标

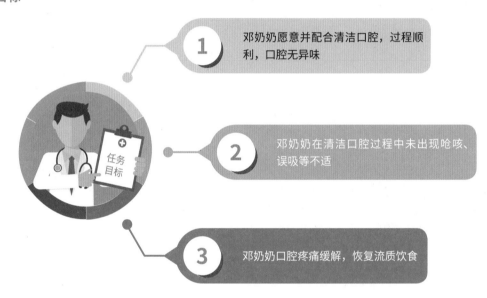

1. 邓奶奶愿意并配合清洁口腔，过程顺利，口腔无异味

2. 邓奶奶在清洁口腔过程中未出现呛咳、误吸等不适

3. 邓奶奶口腔疼痛缓解，恢复流质饮食

》【任务分析】

口腔由两唇、两颊、硬腭、软腭等构成，口腔内有牙齿、舌、唾液腺等器官。口腔内的环境非常利于细菌生长繁殖，正常人每天通过饮水、进食、刷牙、漱口和说话等活动可以减少和抑制细菌的生长，因此，为老年进行口腔清洁不仅能够减少口腔感染的机会，还能清除口腔异味、促进食欲、预防疾病。

一、老年人口腔健康的标准

世界卫生组织认为老年人口腔里应保证有20颗以上牙齿，才能够维持口腔健康功能的需要。世界卫生组织制定的牙齿健康标准是：牙齿清洁、没有龋齿、没有疼痛感、牙龈的颜色呈正常的粉红色、没有出血的现象。

二、口腔清洁的重要性

正常人口腔内存在一定数量的细菌、微生物，当身体状况良好时，饮水、漱口、刷牙等活动会对细菌起到一定的清除作用。老年人尤其是在患病时，机体抵抗力下降，饮水少，进食少，消化液分泌减少，对口腔内细菌清除能力下降；进食后食物残渣滞留，口腔内适宜的温度、湿度使细菌易于在口腔内大量繁殖，易引起口腔炎症、口臭及其他并发症。

三、保持口腔健康的方法

每天坚持早晚刷牙，饭后漱口。

选择软毛牙刷，每 3 个月更换牙刷，使用正确刷牙方法。

按摩牙龈，漱口后将干净的右手示指置于牙龈黏膜上，由牙根向牙冠做上下和沿牙龈水平面做前后方向的揉按，依次按摩上下、左右的内外侧牙龈数分钟。

轻微闭口，上下牙齿相互轻轻叩击数十次，所有的牙都要接触，用力不可过大，防止咬舌。叩齿能够促进下颌关节、面部肌肉、牙龈和牙周的血液循环，坚固牙齿，加强咀嚼力，促进消化功能。

定期到医院进行口腔检查，牙痛要请医生帮助查明原因，对症治疗。

有义齿的老年人进食后、晚上睡觉前将义齿清洁干净。睡前可将义齿摘下，放入清水中浸泡，定期用专用清洁剂进行清洗。

改掉不良嗜好，如吸烟，用牙齿拽东西、咬硬物等。合理营养，少吃含糖食品，多吃新鲜蔬菜，增加牛奶和豆制品的摄入量。全身健康也可促进牙齿健康。

四、老年人口腔清洁的方法

自理老年人及上肢功能良好的半自理老年人可以通过漱口、刷牙的方法清洁口腔。不能自理的老年人需要照护人员协助做好口腔清洁，可采用棉棒擦拭法。对于体弱、卧床、牙齿脱落，但意识清楚的老年人，也可通过漱口达到清洁口腔的目的。

五、老年人口腔清洁的观察要点

口唇的色泽、湿润度、有无干裂、出血及疱疹等。

口腔黏膜的颜色、完整性，是否有溃疡、疱疹，是否有不正常的渗出液，如血液、脓液等。

牙齿的数量是否齐全，有无义齿、龋齿、牙结石、牙垢等。

牙龈的颜色，是否有溃疡、肿胀、萎缩或出血等。

舌的颜色、湿润度，有无溃疡、肿胀及舌面积垢等。

腭部、悬雍垂、扁桃体等的颜色，是否肿胀，有无不正常的分泌物等。

口腔气味有无异常，如氨臭味、烂苹果味等。

刷牙的方法、次数，口腔清洁的程度。

口腔清洁的能力，需要完全协助还是部分协助。

》【任务实施】

一、协助老年人漱口

操作步骤	操作程序	注意事项
◆ 操作前		
1. 准备		
（1）照护人员准备	• 着装整洁，洗手、戴帽子、戴口罩	
（2）老年人准备	• 老年人平卧于床上	
（3）环境准备	• 室内环境清洁、明亮	
（4）用物准备	• 水杯 1 个、吸管 1 根、弯盘或小碗 1 个、毛巾 1 条、必要时备润唇膏 1 支	
2. 沟通	• 向老年人解释操作目的及注意事项，取得老年人配合	

操作步骤	操作程序	注意事项
◆ 操作中		
1. 摆放体位	• 协助老年人侧卧位，抬高头胸部；或半坐卧位，面向照护人员。将毛巾铺在老年人颌下及胸前部位，弯盘置于口角旁	• 卧床老年人漱口时，口角边垫好毛巾避免污染被服
2. 协助漱口	• 水杯内盛 2/3 满漱口液，递到老年人口角旁，直接含饮或用吸管吸引漱口水至口腔后闭紧双唇，用一定力量鼓动颊部，使漱口液在牙缝内外来回流动冲刷。吐漱口水至口角边的弯盘或小碗中，反复多次直至口腔清洁。用毛巾擦干口角水痕，必要时涂擦润唇膏	• 每次含漱口水的量不可过多，避免发生呛咳或误吸
◆ 操作后		
	• 整理用物：清理用物，放回原处	
	• 洗手	
	• 记录	

二、协助老年人刷牙

操作步骤	操作程序	注意事项
◆ 操作前		
1. 准备		
（1）照护人员准备	• 着装整洁，洗净双手	
（2）老年人准备	• 老年人平卧于床上	
（3）环境准备	• 室内环境清洁、明亮	
（4）用物准备	• 牙刷 1 把、牙膏 1 只、漱口杯 1 个、毛巾 1 条、一次性治疗巾 1 块、脸盆 1 个、必要时备润唇膏 1 支	
2. 沟通	• 向老年人解释操作目的及注意事项，取得老年人配合	

操作步骤	操作程序	注意事项
◆ 操作中		
1. 摆放体位	• 协助老年人取坐位，将一次性治疗巾铺于老年人面前，放稳脸盆	• 脸盆放稳，避免打湿床铺，如果打湿及时更换床铺
2. 指导刷牙	• 在牙刷上挤好牙膏，水杯中盛 2/3 满漱口水。递给老年人水杯及牙刷，嘱老年人身体前倾，先漱口，刷牙齿的内、外面时，上牙应从上向下刷，下牙应从下向上刷；咬合面应从里向外旋转着刷。刷牙时间不少于 3 分钟	• 刷牙时嘱老年人动作轻柔，以免损伤牙龈
3. 协助漱口	• 刷牙完毕后协助老年人漱口。用毛巾擦净老年人口角水痕	
◆ 操作后		
	• 整理用物：撤去用物。协助老年人摆好舒适体位。必要时涂擦润唇膏	
	• 洗手	

三、棉棒擦拭清洁口腔

操作步骤	操作程序	注意事项
◆ 操作前		
1. 准备		
（1）照护人员准备	• 着装整洁，洗净双手	
（2）老年人准备	• 老年人平卧于床上	
（3）环境准备	• 室内环境清洁、明亮	
（4）用物准备	• 漱口杯 1 个、大棉棒 1 包、毛巾 1 条、弯盘 1 个，必要时备润唇膏 1 支	

操作步骤	操作程序	注意事项
2. 沟通	• 向老年人解释操作目的及注意事项，取得老年人配合	
◆ 操作中		
1. 摆放体位	• 协助老年人取侧卧位或平卧位，头偏向一侧（面向照护人员）。毛巾铺于老年人口角及胸前，弯盘置于口角边	
2. 擦拭口腔	• 将棉棒用漱口液浸湿，一根棉棒擦拭口腔一个部位。擦拭顺序：湿润口唇；嘱老年人牙齿咬合，擦拭牙齿外面（由内而外纵向擦拭至门齿）；嘱老年人张口，依次擦拭牙齿内面、咬合面、两侧颊部、上腭、舌面、舌下。嘱老年人张口，检查是否擦拭干净。用毛巾擦净老年人口角水痕	• 棉棒蘸水不应过多，以免擦拭牙齿时老年人将漱口水吸入气管引起呛咳 • 一个棉棒只可使用一次，不可反复蘸取漱口水使用 • 擦拭上腭及舌面时，位置不可以太靠近咽部，以免引起恶心等不适
3. 擦拭口唇	• 用棉棒擦拭口唇	
◆ 操作后		
	• 整理用物：撤去用物，整理床单位。必要时口唇涂擦润唇膏	
	• 洗手	
	• 记录	

≫【任务评价】

口腔清洁任务学习自我检测单

姓名：		专业：	班级：	学号：
任务分析	老年人口腔健康的标准			
	口腔清洁的重要性			
	保持口腔健康的方法			
	老年人口腔清洁的方法			
	老年人口腔清洁的观察要点			
任务实施	协助老年人漱口			
	协助老年人刷牙			
	棉棒擦拭清洁口腔			

任务三 头发清洁与梳理

》【任务导入】

任务描述

王奶奶，72 岁，介护老人，既往高血压史，因为高血压、脑梗死后遗症导致右侧肢体偏瘫而卧床多年，自己能够在床上翻身，精神不佳。今日查房，老人口述头皮发痒、头发油腻，照护人员需要改善老人的头发清洁情况，去除头发污垢和异味，促进头部血液循环，预防感染，于是采取措施为老人床上洗头。

任务目标

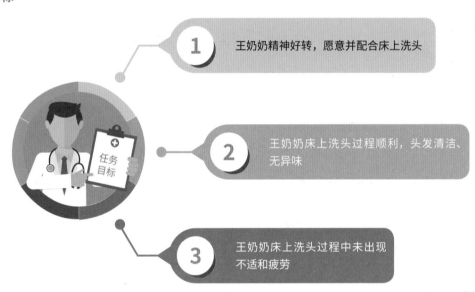

1 王奶奶精神好转，愿意并配合床上洗头

2 王奶奶床上洗头过程顺利，头发清洁、无异味

3 王奶奶床上洗头过程中未出现不适和疲劳

》【任务分析】

保持头发整洁美观是人们日常卫生的一项重要内容。定期清洗头发和经常梳理头发，可以有效地清除头皮屑及污垢，保持良好个人形象，使心情愉悦；同时经常梳理按摩头皮还可以促进头部血液循环，增加上皮细胞营养，促进头发生长，预防感染。

一、正确的梳头方法

根据头发的长短、卷曲、受损程度选择适宜的梳发方法和梳发工具。动作轻柔，顺着头发生长方向分别从头顶和两侧开始，自额头发际梳至颈后发根处，力度要适中，梳发时可边梳边做按摩，以促进头皮的血液循环。

二、正确的按摩头皮方法

头部有很多穴位，经常按摩头皮可以疏经活络、松弛神经、消除疲劳、延年益寿。按摩时分开五指，用指腹对头皮进行按揉，顺序从前额到头顶，再到枕部，反复按揉，直至头皮发热。

三、头发清洁的重要性

（一）晨间梳洗

晨间梳洗可以去除头皮屑，使头发整齐、清洁，减少感染机会。同时边梳理头发边按摩头皮，刺激头部血液循环，促进头发的生长和代谢，还可以醒脑提神，减缓大脑衰退，增强记忆力。良好的发型及形象可以维护老年人的自尊和自信。

（二）坐位及床上洗发

定期为老年人洗发，可以保证老年人头发的整洁美观，减少感染，消除头部痒感，提高舒适度；提高老年人的自尊和自信，促进身心健康；预防和灭除虱虮，还可以建立良好的照护关系。

四、头发清洁的要求

（一）晨间梳洗

老年人可以在每天早晨起床和晚上睡觉前各梳发一次，每次 5 ～ 10 分钟。其顺序是从额头往脑后梳 2 ～ 3 分钟，从左鬓往右鬓梳 1 ～ 2 分钟，从右鬓往左鬓梳 1 ～ 2 分钟，最后低下头从枕部发根处往前梳 1 ～ 2 分钟，以头皮有热涨感为止。

（二）坐位及床上洗发

油性发质的老年人在春秋季可以 2 ～ 3 天洗发一次，夏季 1 ～ 2 天洗发一次，冬季可以每周洗发一次，干性发质的老年人在夏季可以 4 ～ 5 天洗发一次，秋冬季可以 7 ～ 10 天洗发一次，注意将水温控制在 40 ～ 45℃。

五、头发清洁的观察要点

为老年人洗发时应注意观察老年人头发的分布、浓密程度、长度、脆性及韧性、干湿度、卫生情况、光泽度、颜色、有无虱子等，周围皮肤是否干燥、有无鳞片、伤口或皮疹、皮肤擦伤和表皮脱落等。

》》【任务实施】

一、为老年人晨间梳理

操作步骤	操作程序	注意事项
◆ 操作前		
1. 准备		
（1）照护人员准备	• 着装整洁，洗手	
（2）老年人准备	• 老年人平卧于床上	
（3）环境准备	• 关闭门窗，冬季调节室温 22 ～ 26℃	
（4）用物准备	• 脸盆 1 个（内盛水 1/2 满，温度 40 ～ 45℃）、治疗巾 1 块、毛巾 1 条、香皂 1 块、润肤霜 1 盒、梳子 1 把	• 水温适中以防烫伤
2. 沟通	• 向老年人解释操作目的及注意事项，取得老年人配合	
◆ 操作中		
1. 用物摆放	• 协助老年人坐起。将治疗巾铺在老年人面前，脸盆放在治疗巾上	• 脸盆摆放平稳，垫上治疗巾，避免打湿床单位和衣物
2. 协助洗脸	• 协助老年人用香皂洗脸，并用清水洗净面部，擦干	
3. 协助洗手	• 协助老年人浸湿双手，涂擦香皂，并用清水洗净，擦干，撤去用物。面部及双手涂擦润肤霜	

操作步骤	操作程序	注意事项
4. 协助梳头	• 将毛巾披于老年人肩上。散开头发，照护人员左手压住发根，右手梳理头发至整齐，如头发打结，可用 30% 酒精浸湿并从发梢梳理。梳发完毕后卷起毛巾撤下，协助老年人取舒适卧位	• 动作轻柔，不可强拉硬拽 • 头发较长者可分段梳理，先梳理靠近发梢的一段，梳通后，再由发根部分梳理至发梢 • 卧床老年人可先梳理一侧头发，再梳理另一侧头发
◆ 操作后		
	• 整理用物：整理床单位，协助老年人采取舒适卧位，清洗脸盆，处理毛巾上的头屑及脱落头发并清洗	
	• 洗手	
	• 记录	

二、为老年人坐位洗头

操作步骤	操作程序	注意事项
◆ 操作前		
1. 准备		
（1）照护人员准备	• 着装整洁，洗手	
（2）老年人准备	• 协助老年人坐在椅子上	
（3）环境准备	• 关闭门窗，冬季调节室温 22 ～ 26℃	
（4）用物准备	• 毛巾 1 条、洗发液 1 瓶、梳子 1 把、脸盘 1 个、暖瓶 1 个、水壶 1 个（盛装 40 ～ 45℃温水）、方凳 1 个，必要时备吹风机 1 个	• 注意调节室温和水温，防止老年人着凉
2. 沟通	• 向老年人解释操作目的及注意事项，取得老年人配合	
◆ 操作中		
1. 摆放体位	• 协助老年人取坐位，毛巾围于颈肩上，在老年人面前摆上方凳，方凳上放置脸盆，并叮嘱老年人双手扶稳盆沿，低头闭眼，头部位于脸盆上方	

操作步骤	操作程序	注意事项
2. 协助洗头	• 照护人员用水壶缓慢倾倒温水浸湿老年人头发。将洗发液倒在掌心揉搓至有泡沫后，将洗发液涂于老年人头发上，用双手十指指腹揉搓头发、按摩头皮（力量适中，由发际向头顶部揉搓）。注意观察并询问老年人有无不适	• 洗发过程中随时观察并询问老年人状态，遇到情况及时处理 • 操作时动作轻快，减少老年人不适和疲劳
3. 清洗头发	• 照护人员一手持水壶缓慢倾倒温水，一手揉搓头发至洗发液全部冲净	
4. 擦干头发	• 取颈肩部毛巾擦干头发及面部，必要时用吹风机吹干头发。协助老年人将头发梳理整齐	• 及时擦干头发，防止老年人着凉
◆ 操作后		
	• 整理用物：协助老年人上床休息，清理用物	
	• 洗手	
	• 记录	

三、为老年人床上洗头

操作步骤	操作程序	注意事项
◆ 操作前		
1. 准备		
（1）照护人员准备	• 着装整洁，洗手	
（2）老年人准备	• 协助老年人平卧于床上	
（3）环境准备	• 关闭门窗，冬季调节室温 22 ～ 26℃	
（4）用物准备	• 洗头器 1 个、毛巾 1 条、洗发液 1 瓶、梳子 1 把、暖瓶 1 个、棉球 2 个、纱布 1 块、水壶 1 个（盛装 40 ～ 45℃ 温水）、污水桶 1 只，必要时备吹风机 1 个	• 注意调节室温和水温，防止老年人着凉
2. 评估和解释		
（1）评估	• 评估老年人身体状况、疾病情况，是否适宜床上洗头	

操作步骤	操作程序	注意事项
（2）解释	• 向老年人解释操作目的，取得老年人配合，询问老年人是否需要便器	
◆ 操作中		
1.放置洗头器	• 撤去枕头，在老年人颈肩部围上毛巾，头下放置简易洗头器，洗头器排水管置于污水桶中	
2.床上洗头	• 将棉球塞于老年人耳朵里，防止洗发过程中水流入耳内；用纱布盖于老年人眼睛上，防止水溅入眼内；用水壶缓慢倾倒温水润湿老年人头发，将洗发液倒于手掌中揉搓至有泡沫后，将洗发液涂于老年人头发上，双手十指指腹揉搓头发、按摩头皮（力量适中，由发际向头顶部揉搓）	• 洗发过程中随时观察并询问老年人有无不适，遇到问题及时处理 • 防止洗发过程中水流入眼、耳内或打湿被服。如果打湿及时更换 • 操作时动作轻快，减少老年人不适和疲劳
3.清洗头发	• 一手持水壶缓慢倾倒温水，一手揉搓头发至洗发液全部冲净	
4.擦干头发	• 取颈肩部毛巾包裹头部，撤去简易洗头器。擦干面部及头发，将枕头垫于老年人头下。必要时用吹风机吹干头发。将头发梳理整齐	• 及时擦干头发，防止老年人着凉
◆ 操作后		
	• 整理用物：协助老年人取舒适卧位，整理床铺，清理用物	
	• 洗手	
	• 记录	

≫【任务评价】

头发清洁与梳理任务学习自我检测单

姓名：	专业：	班级：	学号：

任务分析	正确的梳头方法	
	正确的按摩头皮方法	
	头发清洁的重要性	
	头发清洁的要求	
	头发清洁的观察要点	
任务实施	为老年人晨间梳理	
	为老年人坐位洗头	
	为老年人床上洗头	

任务四 身体清洁

》【任务导入】

任务描述

刘奶奶，72 岁，失智老人，5 年前诊断为阿尔茨海默病，病情进行性加重，生活不能自理且具有认知障碍、言语障碍等表现，常常忘记发生的事情和人名，不能自理和表达正确的观点。今日查房时照护人员发现刘奶奶需要小便时忘记去厕所，被尿液污染了衣服裤子，照护人员需要根据刘奶奶的生活习惯，采取相应措施改善老年人身体清洁度。

任务目标

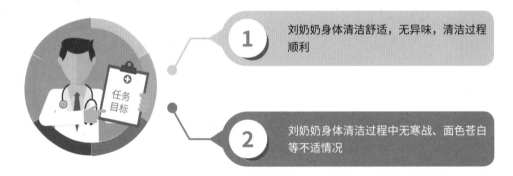

1 刘奶奶身体清洁舒适，无异味，清洁过程顺利

2 刘奶奶身体清洁过程中无寒战、面色苍白等不适情况

》【任务分析】

皮肤是人体最大的器官，分为表皮、真皮和皮下组织三层，具有保护机体、调节体温、吸收、分泌、排泄及感觉等功能。完整的皮肤具有天然的屏障作用，可避免微生物入侵。皮肤的新陈代谢迅速，其代谢产物，如皮脂、汗液及表皮碎屑等，能与外界细菌及尘埃结合形成污垢，黏附于皮肤表面，因此，照护人员应及时为老年人做身体清洁，清除皮肤污垢，提高皮肤抵抗力，增强舒适感，预防感染的发生。

一、身体清洁的重要性

通过对身体表面的清洗及揉搓，可以达到消除疲劳，促进血液循环，改善睡眠，提高皮肤新陈代谢和增强抗病能力的目的，还可以维护老年人的自我形象，提高自信。

二、身体清洁的要求

油脂积聚会刺激皮肤，阻塞毛孔或在皮肤上形成污垢，因此，照护人员应指导老年人经常沐浴。对于容易出汗的老年人，应指导其常洗澡并保持干燥，这样可以防止皮肤因潮湿而破损；对于皮肤干燥的老年人，应指导其酌情减少洗澡次数。

三、清洁用品使用的指导

沐浴时照护人员应根据老年人皮肤状况（如干燥、油性、完整性等）、个人喜好及清洁用品使用的目的和效果来选择清洁与保护皮肤的用品。

四、老年人沐浴的种类

老年人沐浴的种类主要包括三种：淋浴、盆浴、床上拭浴。

五、皮肤清洁的观察要点

皮肤颜色、温度、柔软度、完整性、弹性、感觉、清洁度等。应注意体位、环境因素（如室温）、汗液量、皮脂分泌、水肿和色素沉着等情形对评估准确性的影响。

老年人的意识状态，是否瘫痪或软弱无力，有无关节活动受限，需要完全协助还是部分协助，清洁习惯及对清洁品的选择，老年人对保持皮肤清洁、健康的相关知识的了解程度及需求。

》》【任务实施】

一、协助老年人淋浴

操作步骤	操作程序	注意事项
◆ 操作前		
1. 准备		
（1）照护人员准备	• 着装整洁，洗手	
（2）老年人准备	• 协助老年人坐于椅子或凳子上	
（3）环境准备	• 关闭门窗，冬季调节室温 22 ～ 26℃	• 浴室地面应放置防滑垫，以防老年人滑倒
（4）用物准备	• 淋浴设施、毛巾 1 条、浴巾 1 条、浴液 1 瓶、洗发液 1 瓶、清洁衣裤 1 套、梳子 1 把、洗澡椅 1 把，必要时备吹风机 1 个	
2. 评估与沟通		
（1）评估	• 评估老年人身体状况、疾病情况，是否适宜淋浴	• 淋浴应安排在进食 1 小时之后
（2）沟通	• 向老年人解释操作目的及注意事项，征得老年人同意	• 老年人单独洗浴时，叮嘱老年人浴室不要锁门，可在门外把手上悬挂示意标牌。照护人员应经常询问老年人是否需要帮助
	• 搀扶老年人进浴室（或用轮椅运送）	
◆ 操作中		
1. 调节水温	• 先开冷水，再开热水龙头（单个水龙头由冷水向热水一侧调节），调节水温 40℃左右为宜（伸手触水，温热不烫手）	• 先调节水温再协助老年人洗浴。调节水温时，先开冷水后开热水龙头
2. 协助洗浴	• 协助老年人脱去衣裤（肢体活动障碍的老年人应先脱健侧衣裤后脱患侧衣裤），协助老年人坐于洗澡椅上，协助老年人双手握住扶手	

操作步骤	操作程序	注意事项
3. 清洁洗头	• 叮嘱老年人低头闭眼，用花洒淋湿头发，将洗发液揉搓至有泡沫后涂于老年人头发上，双手十指指腹揉搓头发、按摩头皮（力量适中，由发际向头顶部揉搓）。随时观察老年人有无不适。用花洒将头发冲洗干净	
4. 清洁身体	• 用花洒淋湿老年人身体，由上至下涂抹浴液，涂擦面部、耳后、颈部、双上肢、胸腹部、背臀部、双下肢，最后擦洗会阴、双脚。用花洒将全身冲洗干净	• 老年人淋浴时间不可过长，水温不可过高，以免发生虚脱 • 淋浴过程中随时观察和询问老年人反应，如有不适，应迅速结束操作，告知专业医护人员
5. 擦拭水分	• 用浴巾包裹并擦干老年人身体，用毛巾擦干头发	
6. 更换衣裤	• 协助老年人更换清洁衣裤（肢体活动障碍的老年人，应先穿患侧衣裤后穿健侧衣裤），搀扶（或用轮椅运送）老年人回床休息	
◆ 操作后		
	• 整理用物：清洗浴室，清洗毛巾	
	• 洗手	
	• 记录	

二、协助老年人盆浴

操作步骤	操作程序	注意事项
◆ 操作前		
1. 准备		
（1）照护人员准备	• 着装整洁，洗手	
（2）老年人准备	• 协助老年人坐于床上	
（3）环境准备	• 关闭门窗，冬季调节室温 22 ～ 26℃	• 浴盆内应放置防滑垫，以防老年人滑倒
（4）用物准备	• 浴盆设施、毛巾 2 条、浴巾 1 条、浴液 1 瓶、洗发液 1 瓶、清洁衣裤套、梳子 1 把、座椅 1 把。必要时备吹风机 1 个	
2. 评估与沟通		
（1）评估	• 评估老年人身体状况、疾病情况，是否适宜盆浴	

操作步骤	操作程序	注意事项
（2）沟通	• 向老年人解释操作目的及注意事项，征得老年人同意	• 老年人单独洗浴时，叮嘱老年人浴室不要锁门，可在门外把手上悬挂示意标牌。照护人员应经常询问老年人是否需要帮助
	• 搀扶老年人进浴室（或用轮椅运送）	
◆ 操作中		
1. 放水调温	• 浴盆中放水 1/3 ～ 1/2 满，水温约 40℃（手伸进水中，温热不烫手）	
2. 协助洗浴		
（1）进入浴盆	• 浴盆内放置防滑垫，协助老年人脱去衣裤（肢体活动障碍时，应先脱健侧衣裤后脱患侧衣裤），搀扶老年人进入浴盆坐稳（需要时将老年人抱入），嘱老年人双手握住扶手或盆沿	• 老年人盆浴时间不可过长，水温不可过高，水量不可过多，以免引起不适
（2）协助洗头	• 叮嘱老年人低头闭眼，用花洒淋湿头发，将洗发液揉搓至有泡沫后涂于老年人头发上，双手十指指腹揉搓头发、按摩头皮（力量适中，由发际向头顶部揉搓）。随时观察老年人有无不适。用花洒将头发冲洗干净	
（3）洗浴身体	• 浸泡身体后放掉浴盆中水，由上至下涂抹浴液，涂擦面部、耳后、颈部、双上肢、胸腹部、背部、双下肢，最后擦洗臀部、会阴及双脚。用花洒将全身浴液冲洗干净	• 协助老年人盆浴时，随时观察和询问老年人的反应，如有不适，应迅速结束操作，告知专业医护人员
3. 擦干更衣	• 用浴巾包裹老年人身体，协助老年人出浴盆，擦干身体坐在浴室座椅上，毛巾擦干头发。协助老年人更换清洁衣裤（肢体活动障碍时，应先穿患侧衣裤后穿健侧衣裤）	
◆ 操作后		
	• 整理用物：搀扶（或用轮椅运送）老年人回床休息，协助老年人采取舒适卧位。整理用物，刷洗浴盆，清洁浴室	
	• 洗手	
	• 记录	

三、为老年人床上拭浴

操作步骤	操作程序	注意事项
◆ 操作前		
1. 准备		
（1）照护人员准备	• 着装整洁，洗手	
（2）老年人准备	• 协助老年人平卧于床上	
（3）环境准备	• 关闭门窗，冬季调节室温 22 ～ 26℃	
（4）用物准备	• 脸盆 3 个（身体、臀部、脚）、毛巾 2 条（臀部、脚）、方毛巾 1 条、浴巾 2 条、浴液 1 瓶、橡胶单 1 块、清洁衣裤 1 套、暖瓶 1 个、污水桶 1 个，必要时备屏风等	• 注意调整水温，及时更换温水
2. 评估与沟通		
（1）评估	• 评估老年人身体状况、疾病情况，是否适宜床上拭浴	
（2）沟通	• 向老年人解释操作目的及注意事项，征得老年人同意	
◆ 操作中		
1. 备齐用物	• 备齐用物携至床旁（多人同住一室，用屏风遮挡）。脸盆内盛装 40 ～ 45℃温水，协助老年人脱去衣裤，盖好被子	• 拭浴过程中，身体暴露部位要及时遮盖，以防着凉
2. 顺序拭浴		
（1）擦洗脸部	• 将 1 条浴巾铺于枕巾上，另 1 条盖在胸部，方毛巾浸湿后拧干，横向对折再纵向对折，对折后小毛巾四个角分别擦洗双眼的内眼角和外眼角。洗净方毛巾包裹在手上，洒上浴液依次擦拭额部、鼻部、两颊、耳后、颈部（额部由中间分别向两侧擦洗，鼻部由上向下擦洗，面颊由鼻唇、下巴向左右面颊擦洗，颈部由中间分别向两侧擦洗），洗净方毛巾，同法擦净脸上浴液，再用浴巾沾干脸上水分	• 操作时动作要迅速、轻柔
（2）擦拭手臂和手	• 暴露近侧手臂，浴巾半铺半盖于手臂上，方毛巾包手，涂上浴液，打开浴巾由前臂向上臂擦拭，擦拭后用浴巾遮盖，洗净方毛巾，同样手法擦净上臂浴液，再用浴巾包裹沾干手臂上的水分。将浴巾对折置于床边，置脸盆于浴巾上，协助老年人将手浸于脸盆中，洗净并擦干。移至对侧，同法擦拭另一侧手臂	

操作步骤	操作程序	注意事项
（3）擦拭胸部	• 将被子向下折叠暴露胸部，用浴巾遮盖胸部。将清洁的方毛巾包裹在手上，涂上浴液，打开浴巾由上向下擦拭胸部及两侧，注意擦净皮肤皱褶处（如腋窝、女性乳房下垂部位），擦拭后用浴巾遮盖，洗净方毛巾，同法擦净胸部浴液，再用浴巾沾干胸部水分	• 擦洗过程中，注意观察老年人反应，如出现寒战、面色苍白等情况，要立即停止拭浴，采取保暖措施，告知专业医护人员
（4）擦拭腹部	• 将盖被向下折至大腿根部，用浴巾遮盖胸腹部。将清洁的方毛巾包裹在手上，涂上浴液，打开浴巾下角暴露腹部，由上向下擦拭腹部及两侧，擦拭后用浴巾遮盖，洗净方毛巾，同法擦净腹部浴液，再用浴巾沾干腹部水分	
（5）擦拭背臀	• 协助老年人翻身侧卧，背部朝向照护人员。被子上折暴露背臀部。浴巾铺于背臀下，向上反折遮盖背臀部。将清洁的方毛巾包裹在手上，涂上浴液，打开浴巾暴露背臀部，由腰骶部分别沿脊柱两侧螺旋形向上擦洗全背。分别环形擦洗臀部，擦拭后用浴巾遮盖，洗净方毛巾，同法擦净背臀部浴液，再用浴巾沾干背臀部水分	
（6）擦洗下肢	• 协助老年人平卧，盖好被子。暴露一侧下肢，浴巾半铺半盖。将清洁的方毛巾包裹在手上，涂上浴液，打开浴巾暴露下肢，另一手扶住下肢的踝部成屈膝状，由小腿向大腿方向擦洗，擦拭后用浴巾遮盖，洗净方毛巾，同法擦净下肢浴液，再用浴巾沾干下肢上的水分。同法擦洗另一侧下肢	
（7）脚部清洗	• 更换水盆（脚盆），盛装为脚盆一半的 40～45℃温水。将被子的被尾向一侧打开暴露双脚，取软枕垫在老年人膝下支撑。脚下铺橡胶单和浴巾，水盆放在浴巾上，将老年人一只脚浸于水中，涂拭浴液，用专用脚巾擦洗脚部（注意洗净脚趾缝），洗后将脚放在浴巾上，同法清洗另外一只脚。撤去水盆，拧干脚巾，擦干双脚，再用浴巾进一步擦干脚部水分	

老年照护·初级 养老服务职业技能培训教材

操作步骤	操作程序	注意事项
（8）擦洗会阴	• 更换水盆（专用盆），照护人员一手托起老年人臀部，一手铺橡胶单和浴巾，将专用毛巾浸湿拧干。女性老年人：按顺序擦洗由阴阜向下至尿道口、阴道口、肛门，边擦洗边转动毛巾，清洗毛巾后分别擦洗左右侧腹股沟部位。男性老年人：按顺序擦洗尿道外口、阴茎、包皮、阴囊、腹股沟和肛门。随时清洗毛巾，直至清洁无异味。撤去橡胶单和浴巾。协助老年人更换清洁衣裤	• 清洗会阴部、足部的水盆和毛巾要分开，单独使用
◆ 操作后		
	• 整理用物：撤去屏风，帮老年人盖好被子，整理用物，开窗通风	
	• 洗手	
	• 记录	

》【任务评价】

身体清洁任务学习自我检测单

| 姓名： | 专业： | 班级： | 学号： |

任务分析	身体清洁的重要性	
	身体清洁的要求	
	清洁用品使用的指导	
	老年人沐浴的种类	
	皮肤清洁的观察要点	
任务实施	协助老年人淋浴	
	协助老年人盆浴	
	为老年人床上拭浴	

任务五 仪容仪表修饰

》【任务导入】

任务描述

熊爷爷，75岁，失智老人，病情进行性加重，常常忘记发生的事情和人名，生活不能自理，有认知障碍、言语障碍等表现。不能根据天气的情况加减衣物，胡子、指甲也不会自己修剪，有时候穿衣服和洗澡都需要照护人员协助。今日查房，发现老人衣衫不整，胡子拉碴。照护人员需要根据熊爷爷的生活习惯采取相应措施改善老年人仪容仪表。

任务目标

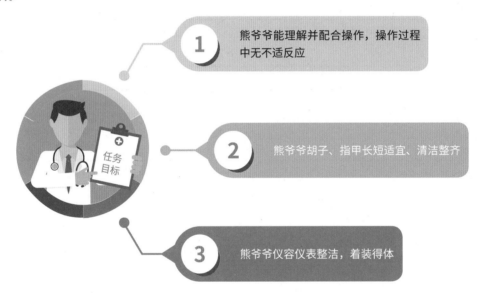

1. 熊爷爷能理解并配合操作，操作过程中无不适反应

2. 熊爷爷胡子、指甲长短适宜、清洁整齐

3. 熊爷爷仪容仪表整洁，着装得体

》【任务分析】

仪容仪表体现了老年人的精神状态，老年人由于各种原因会出现无法自己完成仪容仪表整理的情况，这就需要照护人员为老年人进行修饰。照护人员需掌握仪容仪表修饰的重要性、要求、基本原则等相关知识，以及为老年人修剪指（趾）甲、为老年男性剃须、为老年人整理仪容仪表等服务技能。

一、帮助老年人修饰的重要性及要求

仪容是指人的外观、外貌。仪表即人的外表。仪容仪表包括人的容貌、服饰和姿态等，是一个人精神面貌的外在表现。良好的仪容仪表能使人身心愉悦。修饰仪容仪表的基本原则是美观、整洁、卫生、得体。

二、帮助老年人修饰的观察要点

保持老年人面部清洁，老年男性应每日剃须；头发清洁整齐；指（趾）甲修剪整齐，长短适宜；口腔清洁，身体清洁无异味；穿着得体，衣裤整洁；保持良好心态，面部常带笑容。

》【任务实施】

操作步骤	操作程序	注意事项
◆ 操作前		
1. 评估与沟通		
（1）评估	• 评估环境：环境整洁，温、湿度适宜。可酌情关闭门窗，冬季调节室温至 24～26℃，光线充足	• 根据老年人健康状况、文化素养等协助整理仪容仪表
	• 评估老年人：评估老年人卫生情况、健康状况、生活习惯、文化素养、既往仪容仪表修饰、着装习惯等	
（2）沟通	• 对于能够有效沟通的老年人，照护人员应询问老年人床号、姓名，并向老年人解释操作目的、方法和注意事项，以取得配合	• 对于不能有效沟通或沟通障碍的老年人，应核对老年人的房间号、床号、床头卡信息，并耐心解释
2. 准备		
（1）物品准备	• 电动或手动剃须刀、毛巾 2 条、脸盆（盛温水）、润肤油、指甲刀、纸巾、镜子、梳子、适宜服装（自备） 	
（2）老年人准备	• 根据病情协助老年人取坐位或卧位	
（3）照护人员准备	• 衣帽整洁、洗净双手	
◆ 操作中		
1. 沟通	• 对于能够有效沟通的老年人，照护人员再次向老年人解释操作的目的、需要配合的动作以及注意事项等，取得老年人的配合	
2. 修剪指（趾）甲	• 手（或足）下铺垫纸巾	
	• 照护人员左手握住老年人一只手的手指（或足的脚趾），右手持指甲刀（弧形）修剪指甲达适宜长度 	
	• 逐一修剪	
	• 锉平边缘：用指甲锉逐一修理，锉平指甲边缘 	

老年照护

· 初级 养老服务职业技能培训教材

操作步骤	操作程序	注意事项
3. 剃须	• 照护人员在老年男性晨起清洁面部后协助剃须	
	• 一手绷紧皮肤，一手打开电动剃须刀开关，以从左至右、从上到下的顺序剃须	• 胡须较为坚硬时，可用温热毛巾热敷 5～10 分钟 • 剃须时，要绷紧皮肤，以免刮伤皮肤
	• 剃须完毕，用毛巾擦拭剃须部位，检查是否刮净，有无遗漏部位，涂擦润肤油	
4. 老年人仪容仪表的整理	• 老年人端坐于椅子上	
	• 检查整理仪容 （1）检查老年人仪容是否干净 （2）整理仪容，可用毛巾擦拭，去除眼角、口角及鼻孔的分泌物 （3）头发梳理整齐	
	• 检查整理仪表 （1）检查老年人仪表是否整洁 （2）整理仪表，根据时间、地点、场合选择适宜着装，掸去服装上的头屑、脱落的头发	
◆ 操作后		
	• 协助老年人照镜子，根据老年人要求做进一步修饰，满足老年人精神需求，让老年人满意	• 仪容仪表要求干净整洁 • 记录准确全面
	• 整理用物：用物放回原处，清洗毛巾，晾干备用	
	• 洗手	
	• 记录：照护的内容	

≫【任务评价】

仪容仪表修饰任务学习自我检测单

姓名：		专业：	班级：	学号：

| 任务分析 | 帮助老年人修饰的重要性及要求 | | | |
| | 帮助老年人修饰的观察要点 | | | |

任务实施	操作前：评估与准备			
	操作中：修饰仪容仪表	修剪指（趾）甲		
		剃须		
		整理仪容仪表		
	操作后：整理及记录			

任务六 衣物更换

》【任务导入】

任务描述

刘爷爷，70 岁，失能老人，既往脑梗死后遗症左侧肢体偏瘫而卧床多年，左手屈曲，无法伸直，左侧脚踝不能弯曲，口齿不清。今日查房，照护人员为老人翻身时发现裤子被尿湿，照护人员需根据老人的肢体情况为其更换衣物。

任务目标

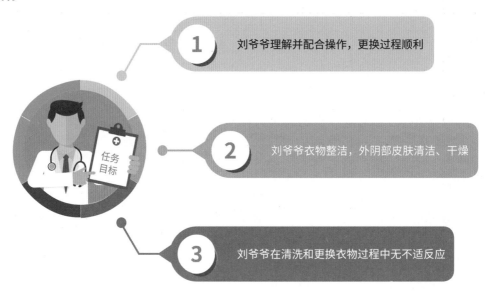

1 刘爷爷理解并配合操作，更换过程顺利

2 刘爷爷衣物整洁，外阴部皮肤清洁、干燥

3 刘爷爷在清洗和更换衣物过程中无不适反应

》【任务分析】

老年人身体由于脊柱弯曲、关节硬化等生理变化，身体各部位长度变短，活动范围减少甚至活动受限。老年人的体质和年轻人差别也较大，所以老年人的着装更要有讲究。正确地为老年人选择衣着，及时为老年人更衣，对于提升老年人的舒适度，提升自信，改善健康有着很大的帮助。照护人员需掌握老年人穿着应具有的四个特点、为老年人选择及搭配衣物等相关知识，协助老年人更换开襟衣服、穿脱套头上衣、更换裤子等服务技能。

一、帮助老年人更衣的重要性及要求

老年人着装不仅要美观、保暖，更要舒适、健康。有些老年人由于年老体弱，自理能力下降，需要照护人员协助穿脱衣裤，因此，照护人员掌握快捷适宜的穿脱方法，可避免老年人受凉，同时减轻照护劳动强度。老年人选择合适的服装穿着，不仅感觉舒适，而且对健康大有益处。老年人穿着应具有实用、舒适、整洁、美观四个特点。

（一）实用

衣着有保暖防寒的作用。老年人对外界环境的适应能力较差，许多老年人冬季畏寒、夏季畏热。因此，老年人在穿着上首先要考虑冬装求保暖，夏装能凉爽。

（二）舒适

穿着应力求宽松舒适，柔软轻便，利于活动。在面料选择上，纯棉制品四季适宜。夏季选用真丝、棉麻服装凉爽透气。

（三）整洁

衣着整洁不仅使老年人显得神采奕奕，也有利于身体健康。内衣及夏季衣服更应常洗常换。

（四）美观

根据老年人自身文化素养、品位选择适宜的老年人服装。以款式上简洁明快，方便穿着较为适合。

二、老年人衣物的选择及搭配

（一）袜子

老年人应选择棉质的松口袜子。袜口过紧会导致血液回流欠佳，足部肿胀不适。袜子勤换洗有利于足部健康。

（二）鞋

老年人应选择具有排汗、减震、安全、柔软、轻巧、舒适等特点的鞋，大小要合适。日常行走可选择有适当垫高后跟的布底鞋，运动时最好选择鞋底硬度适中、有点后跟、前部翘一点的运动鞋。少穿拖鞋，若居室内穿着拖鞋，也应选择长度和高度刚刚能将足部塞满整块鞋面，后跟在 2 ～ 3 厘米的拖鞋。

》【任务实施】

操作步骤	操作程序	注意事项
◆ 操作前		
1. 评估与沟通		
（1）评估	• 评估环境：关闭门窗、拉上窗帘，冬季调节室温至 24 ～ 26℃。光线充足，适合操作。	
	• 评估老年人：照护人员应评估老年人的意识状态、身体状况、受压局部皮肤和会阴部皮肤情况等。	
（2）沟通	• 对于能够有效沟通的老年人，照护人员应询问老年人床号、姓名，并向老年人解释操作的目的和方法，以取得老年人的配合	• 对于不能进行有效沟通或低效型沟通的老年人，应主动核对老年人相关信息，耐心解释，用心观察不适反应
2. 准备		
（1）老年人准备	• 如病情允许，优先安置老年人取坐位，其次为卧位	
（2）物品准备	• 清洁的开襟上衣或套头上衣、裤子	
	• 如有需要可酌情备脸盆（盛温水）、毛巾、润肤油	
（3）照护人员准备	• 服装整洁，洗手	
◆ 操作中		
1. 沟通	• 照护人员耐心向老年人解释操作的目的、更衣时需要配合的动作、注意事项等，取得老年人的配合	
2. 清洗局部皮肤	• 清洗被尿液浸润的皮肤，擦干，抹润肤油	

操作步骤	操作程序	注意事项
3. 更换开襟上衣	• 解衣，侧卧 （1）掀开盖被，解开上衣纽扣 （2）拉起对侧床栏 （3）一只手扶住老年人肩部，另一只手扶住老年人髋部，协助老年人翻身侧卧 • 脱旧穿新 （1）脱去一侧衣袖 （2）取清洁开襟上衣，穿好一侧（患侧）的衣袖 （3）其余部分（清洁及被更换的上衣）平整地掖于老年人身下 （4）协助老年人取平卧位 （5）从老年人身下拉出清洁及被更换的上衣 （6）脱下被更换的上衣 （7）穿着整齐：穿好清洁上衣另一侧衣袖（健侧），整理、拉平衣服，扣好纽扣 • 盖好被子，整理床铺	• 协助老年人翻身时，要注意老年人的安全 • 遇老年人一侧肢体不灵活时，应卧于健侧，患侧在上 • 操作轻柔快捷，避免老年人受凉
4. 更换套头上衣	• 如病情允许可协助老年人取坐位 • 脱衣 （1）套头上衣的下端向上拉至胸部，从背后向前脱下衣身部分 （2）一手扶住老年人肩部，一手拉住近侧袖口，脱下一侧衣袖，同法脱下另一侧衣袖	• 遇老年人一侧肢体不灵活时，应先脱健侧，后脱患侧
	• 穿衣 （1）辨别上衣前后面 （2）照护人员一手从衣袖口处伸入至衣身开口处，握住老年人手腕，将衣袖套入老年人手臂，同法穿好另一侧 （3）握住衣身背部的下开口至领口部分，套入老年人头部	• 遇老年人一侧肢体不灵活时，应先穿患侧，后穿健侧 • 操作轻柔快捷，避免老年人受凉

操作步骤	操作程序	注意事项
5. 更换裤子	• 体位：协助老年人取坐位或平卧位	
	• 脱下裤子 （1）为老年人松开裤带、裤扣 （2）协助老年人身体右倾，将裤子左侧部分向下拉至臀下 （3）协助老年人身体左倾，将裤子右侧部分向下拉至臀下 （4）照护人员两手分别拉住老年人两侧裤腰部分向下褪至膝部，抬起一侧下肢，褪去一侧裤腿。同样方法，褪去另一侧裤腿 	• 遇老年人一侧肢体不灵活时，应先脱健侧，后脱患侧
	• 更换裤子 （1）取清洁裤子辨别正反面 （2）照护人员左手从裤管口套入至裤腰开口，轻握老年人脚踝，右手将裤管向老年人大腿方向提拉。同样方法穿上另一条裤管 （3）照护人员两手分别拉住两侧裤腰部分向上提拉至老年人臀部 （4）协助老年人身体左倾，将右侧裤腰部分向上拉至腰部，再协助老年人身体右倾，将裤子左侧部分向上拉至腰部 （5）系好裤带、裤扣	• 遇老年人一侧肢体不灵活时，应先穿患侧，后穿健侧
◆ 操作后		
	• 协助老年人盖好被子	
	• 整理床单位	
	• 洗手	
	• 记录	

≫【任务评价】

衣物更换任务学习自我检测单

姓名：		专业：	班级：	学号：
任务分析		帮助老年人更衣的重要性及要求		
		老年人衣物的选择及搭配		
任务实施	操作前：评估与准备			
	操作中：更衣帮助			
	操作后：整理及记录			

任务七 压疮预防

》【任务导入】

任务描述

刘爷爷，86岁，介护老人，3年前因无人照护入住养老机构，老人平日可使用手杖独立行走，3日前刘爷爷在护理区走廊行走时不慎摔倒，后经医院诊断为骶尾部软组织挫伤，医嘱要求老人在养老院保守治疗，近期需卧床休养，保证营养摄入，按规定时间进行复查。照护人员应注意刘爷爷床单位及个人卫生，协助定时翻身避免压疮的发生。

任务目标

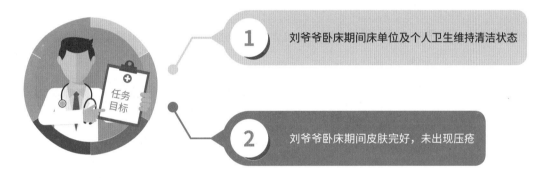

1 刘爷爷卧床期间床单位及个人卫生维持清洁状态

2 刘爷爷卧床期间皮肤完好，未出现压疮

》【任务分析】

卧床老年人最易出现的皮肤问题是压疮。绝大多数压疮是可以预防的，照护人员在工作中应给老年人勤翻身、保持皮肤清洁、勤换内衣及被服，避免局部长时间受压，严格检查老年人皮肤情况，认真执行照护措施，最大限度减少压疮的发生。照护人员需掌握预防老年人发生压疮观察要点和方法等知识，以及为卧床老年人翻身的服务技能。

一、压疮的定义及帮助老年人翻身的目的

压疮是指身体局部组织长时间受压，组织血液循环障碍，持续缺血、缺氧、营养不良，皮肤失去正常功能，而导致软组织溃烂坏死。为卧床老年人翻身可以保护骨隆突处的软组织，避免长期受压，交替解除压迫是预防压疮最重要的方法。

二、预防压疮的观察要点

根据老年人不同的卧位，重点查看骨隆突处和受压部位皮肤情况。例如，有无潮湿、压红及压红消退时间、水疱、破溃、感染等。

了解老年人皮肤营养状况，如皮肤弹性、颜色、温度、感觉等。

了解患者躯体活动能力，如有无肢体活动障碍、意识状态等。

了解老年人全身状态，如有无发热、消瘦或者肥胖、昏迷或者躁动、年老体弱、大小便失禁、水肿等，上述因素是老年人发生压疮的高危因素。

三、预防压疮发生的方法

（一）评估老年人状态

包括营养状态、局部皮肤状态等，了解压疮的危险因素。

（二）减少患者局部受压

1. 对活动能力受限或卧床的老年人，定时被动变换体位。

2. 翻身间隔时间应根据老年人病情及受压处的皮肤情况决定，一般间隔 2 小时翻身一次，必要时，间隔 30 分钟至 1 小时翻身一次。受压皮肤在解除压力 30 分钟后，压红不消退者，缩短翻身时间。

3. 长期卧床老年人可以使用交替式充气床垫，使身体受压部位交替着力。也可使用楔形海绵垫垫于老年人腰背部，使老年人身体偏向一侧，与床铺成 30°（图 6-1，图 6-2）。

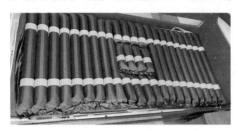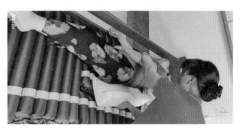

图 6-1　交替式充气床垫

4. 坐轮椅的老年人，轮椅座位上需增加 4～5 厘米厚的海绵垫，并且每 15 分钟抬起身体一次，变换坐位身体着力点。

5. 关节骨隆突部位的压疮预防，可在骨隆突处加垫软枕，也可使用透明贴膜或者减压贴膜保护局部减压（图 6-3）。

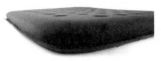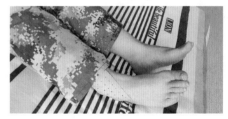

图 6-2　楔形海绵垫　　　　　　图 6-3　减压贴膜

（三）皮肤保护

1. 清洁皮肤：用温水清洗皮肤，保持皮肤清洁无汗液，大小便后及时清洗局部。清洗时不要使用刺激性大的碱性肥皂，可用清水或弱酸性的沐浴露，最好采用冲洗的方法，不要用力揉搓。

2. 加强护肤：清洗后皮肤可涂擦润肤乳液预防干燥。清洁后的皮肤不要使用粉剂，避免汗液堵塞毛孔。对于大小便失禁的老年人，肛周清洗后涂油剂保护。

（四）加强患者营养

摄取高热量、高蛋白、高纤维素、高矿物质食物，必要时，少食多餐。

（五）勤换内衣及被服

卧床老年人应选择穿着棉质、柔软、宽松的内衣，吸汗且不刺激皮肤。内衣及被服每周更换，一旦潮湿应立即更换，并保持床铺清洁、干燥、平整。

≫【任务实施】

操作步骤	操作程序	注意事项
◆ 操作前		
1. 评估与沟通		
（1）评估	• 评估环境：关闭门窗，拉上窗帘，冬季调节室温至 24～26℃。光线充足，适合操作	

操作步骤	操作程序	注意事项
（1）评估	• 评估老年人：评估老年人营养状态、局部皮肤状态、躯体活动能力、全身状态，如有无水肿、大小便失禁等	
（2）沟通	• 对于能够有效沟通的老年人，照护人员应询问老年人床号、姓名，了解翻身情况，并向老年人讲解操作的目的、方法和注意事项，以取得老年人的配合	• 对于不能进行有效沟通的老年人，应核对老年人的床号、床头卡姓名，查看翻身记录卡
2. 准备		
（1）物品准备	• 软枕数个、脸盆（盛温水）、毛巾、翻身记录单、笔，必要时备床挡 	
（2）照护人员准备	• 衣帽整洁、清洗并温暖双手	• 体现人文关怀
◆ 操作中		
1. 沟通	• 对于能够有效沟通的老年人，照护人员再次向老年人解释操作的目的、翻身时需要配合的动作以及注意事项等，取得老年人的配合	• 卧床老年人，一般情况下 2 小时翻身 1 次，必要时 30 分钟至 1 小时翻身 1 次
2. 协助卧床老年人翻身	• 掀开被角，将老年人近侧手臂放于枕边，远侧手臂放于胸前 	
	• 在盖被内将远侧下肢搭在近侧下肢上	
	• 照护人员双手分别扶住老年人的肩和髋部向近侧翻转，使老年人呈侧卧位 	• 翻身时动作应轻、缓，以免引起老年人不适

操作步骤	操作程序	注意事项
2. 协助卧床老年人翻身	• 双手环抱住老年人的臀部移至床中线位置，老年人面部朝向照护人员 	• 应将老年人抬起，避免拖、拉、推等动作，以免挫伤皮肤
3. 放置软枕	• 在老年人胸前放置软枕，上侧手臂搭于软枕上。小腿中部垫软枕。保持体位稳定舒适 	
4. 检查背部皮肤	• 掀开老年人背部盖被，检查背部、臀部皮肤是否完好	
5. 擦背，整理上衣	• 用温热毛巾擦净背部、臀部汗渍，拉平上衣 	
	• 用软枕支撑背部，盖好被子	• 根据老年人身体情况，协助其摆放舒适的体位
◆ 操作后		
	• 整理床单位：被褥平整干燥无皱褶，必要时加装床挡	
	• 洗手：照护人员洗净双手	
	• 记录：内容包括翻身时间、体位、皮肤情况（潮湿、压红及压红消退时间、水疱、破溃、感染等）	• 记录准确全面
	• 发现异常及时报告	

》【任务评价】

压疮预防任务学习自我检测单

姓名：		专业：	班级：	学号：
任务分析	压疮的定义及帮助老年人翻身的目的			
	预防压疮的观察要点			
	预防压疮发生的方法			
任务实施	操作前：评估与准备			
	操作中：协助翻身			
	操作后：整理、记录及报告			

任务八 终末消毒

》【任务导入】

任务描述

范奶奶，96 岁，患有中度阿尔茨海默病的失智老人，半年前从医院转到养老机构，老人有高血压、冠心病史，二便失禁，使用尿不湿，使用安全保护措施。某日，照护人员为老人进行午后照护时，老人突然出现呼吸急促、面色苍白等症状，照护人员立即停止操作并通知医生，医生到场后立即抢救并联系 120，120 工作人员赶到后抢救无效，老人死亡。殡仪馆车辆将老人遗体运走后，照护人员须对该老人床单位、居室进行终末消毒。

任务目标

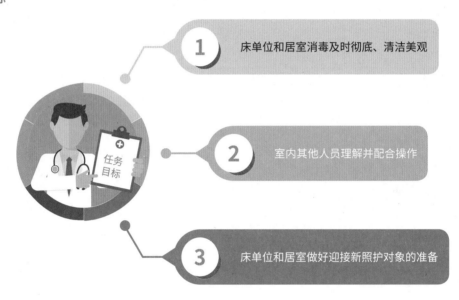

1　床单位和居室消毒及时彻底、清洁美观

2　室内其他人员理解并配合操作

3　床单位和居室做好迎接新照护对象的准备

》【任务分析】

终末消毒是指传染源（患者和隐性感染者）离开有关场地后进行的彻底消毒处理，确保场所不再有病原体的存在。如医院内的感染症患者出院、转院或死亡后对其居住的病室及污染物品进行的消毒。照护人员需掌握终末消毒的概念、终末消毒的类别等相关知识，以及对老年人的房间进行紫外线消毒等终末消毒的服务技能。

一、终末消毒的重要性和要求

终末消毒进行得越及时、越彻底，防疫效果就越好。老年人身体机能日益下降，身体抵抗力下降，容易发生各种感染，最常见的是呼吸道感染，感染发生后容易继发各种并发症，如气管炎、肺炎等，导致老年人病情加重，给家庭和社会带来一定的经济负担。通过加强对老年人房间进行终末消毒，可以有效降低感染事件的发生，提高老年人生活质量。

二、终末消毒的类别

终末消毒的类别见表 6-1。

表 6-1 终末消毒的类别

类别	消毒方法
空气	紫外线灯照射
地面、家具	消毒剂喷洒、擦拭
枕芯、被褥	日光曝晒 6 小时以上
医疗用具（金属、橡胶、搪瓷、玻璃类）	擦拭、消毒剂浸泡（图 6-4）、煮沸、高压灭菌
体温计、听诊器	75% 酒精浸泡、擦拭（图 6-5）
日常用物餐具、水杯、便器等	含氯消毒液浸泡
垃圾	集中焚烧

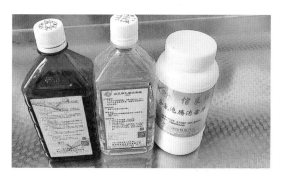

图 6-4 常用临床消毒液

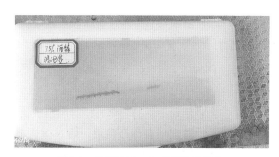

图 6-5 体温计用 75% 酒精浸泡消毒

》【任务实施】

操作步骤	操作程序	注意事项
◆ 操作前		
1. 评估与沟通		
（1）评估	• 死亡老年人的基本病情（有无传染病）	• 如有传染病，应严格执行所对应的传染病终末消毒法
	• 死亡时间	
	• 居室内有无遗物	• 如居室内有遗物，应由两名工作人员共同核对、登记，及时联系家属
	• 居室的面积，室内有无固定墙上的紫外线灯、屏风或床帘	• 30W 的紫外线灯管可以消毒 15 平方米的房间
（2）沟通	• 如有死者家属在场，给予其理解、同情和帮助	
	• 给予同居室老年人心理支持	
	• 向室内其他人员解释紫外线消毒的方法和注意事项，征得同意和配合	

老年照护 · 初级 养老服务职业技能培训教材

操作步骤	操作程序	注意事项
2. 准备		
（1）物品准备	• 消毒液、拖把、抹布、污物袋	• 使用紫外线车或灯前，应观察紫外线照射时间及累计照射时间，是否需要更换灯管，检测紫外线照射强度，是否定期有人擦拭及每次操作人员是否有签名
	• 屏风、固定式紫外线灯或移动式紫外线车、紫外线登记本，必要时备大单、防紫外线伞、墨镜、口罩等	
（2）环境准备	• 使用紫外线灯消毒前确保室内整洁，肉眼不可见灰尘和污垢，关闭门窗，关闭日光灯	
	• 将房间内的杯子、餐盒盖好盖子	
（3）室内人员准备	• 活动的老年人：需在照护人员的陪伴下离开房间（搀扶或轮椅推出），待在一个安全、温暖的地方，并有人看护，防止走失或摔倒，以避开紫外线	• 要防止老年人走失，最好有专人看护
	• 活动不便的老年人：屏风挡护，并以大单或盖被保护身体及皮肤，嘱其佩戴墨镜，戴口罩，闭上眼睛；头部可用支架或防紫外线伞，支架外覆盖稍厚的棉布遮挡头面部 	• 老年人不能移出房间者，要做好皮肤和眼睛的保护工作 • 如老年人躁动，暂时不能进行紫外线消毒。若必须消毒，则应注意安全，保护得当，适当约束，专人看护 • 对卧床老年人进行皮肤防护时，应防止窒息，头部覆盖时一定注意口鼻处，要留出空隙，便于呼吸
（4）照护人员准备	• 穿工作服，戴好口罩、手套，必要时戴眼罩、穿隔离衣	
◆ 操作中		
1. 居室的终末消毒	• 消毒前准备：照护人员打开各种柜门、抽屉，翻转床垫，关闭门窗	
	• 选用消毒方法：照护人员选用适宜的方法进行房间消毒	• 按要求正确使用各种消毒剂

操作步骤	操作程序	注意事项
1. 居室的终末消毒	• 消毒后处理：打开门窗通风，将床上用品放入污物袋，用消毒液擦拭地面、家具	• 房间内的所用物品须经过终末消毒后方可进行清洁、处理
2. 居室的紫外线消毒	• 将紫外线车／灯携至床旁，远离老年人头部	• 用于空气消毒时，注意紫外线灯距离地面 2 米内才能起消毒作用 • 用于物品消毒时，如选用 30W 紫外线灯管，有效照射距离为 25 ～ 60 厘米
	• 检查紫外线车／灯，确保处于备用状态	
	• 连接电源，再次确认老年人的保护情况	
	• 打开开关消毒	
	• 将紫外线车／灯的开关打开，照射时间为 30 ～ 60 分钟，对房间进行消毒	• 若在消毒过程中因特殊情况而终止消毒，再次打开需重新计时
	• 紫外线灯打开的过程中，要定时巡视病房情况，确保老年人的安全	• 若老年人在消毒过程中出现恶心、呕吐、心悸、气促、面色苍白、抽搐等症状，应及时停止消毒，并报告
◆ 操作后		
	• 开窗通风	
	• 照射时间完成后，关闭紫外线车／灯的开关，断开电源	
	• 拉开窗帘，打开门窗	
	• 妥善安置居室的老年人 （1）卧床老年人：拿去保护老年人所用的大单、盖被以及其他保护用具 （2）能活动的老年人：查看老年人情况，开窗通风 30 分钟后请室外老年人回房间	• 开窗通风时，注意室内老年人的保暖，切勿让他们着凉
	• 整理用物：将紫外线车／灯移走，放回原处，用清洁的棉布擦拭	
	• 洗手	
	• 登记：在紫外线登记本上登记使用时间及情况，签名	

≫【任务评价】

终末消毒任务学习自我检测单

姓名:	专业:	班级:	学号:

任务分析	终末消毒的重要性和要求	
	终末消毒的类别	
任务实施	操作前:评估与准备	
	操作中:居室消毒	居室的终末消毒
		居室的紫外线消毒
	操作后:整理、安置与记录	

7 / 工作领域七 冷热应用

冷热应用是老年照护中常用的一种物理方法。冷和热对人体是一种温度刺激，局部或全身应用均可引起皮肤和内脏的血管收缩或扩张，改变体液循环和新陈代谢。冷的应用是指用比人体温度低的物体（固体、液体或气体）使皮肤的温度降低，以达到给高热老年人降温的目的。热的应用是指用比人体温度稍高的物体（固体、液体或气体）使皮肤的温度升高，以达到促进老年人血液循环，给老年人取暖的目的。照护人员要完成帮助老年人使用热水袋、帮助老年人使用湿热敷、为老年人测量体温、使用冰袋为高热老年人进行物理降温及使用温水拭浴为高热老年人进行物理降温五个任务。

学习目标

1. 能遵循安全第一的原则，能以细心、爱心、责任心辅助做好老年人的冷热应用。

2. 能正确为老年人进行热水袋、湿热敷、体温测量、冰袋、温水拭浴的照护；能识别冷热应用的异常情况并及时报告。

3. 能熟知老年人使用热水袋、湿热敷、体温测量、冰袋、温水拭浴的重要性；学会观察老年人使用热水袋、湿热敷、体温测量、冰袋、温水拭浴的情况；了解老年人体温正常值及体温影响因素。

任务目标

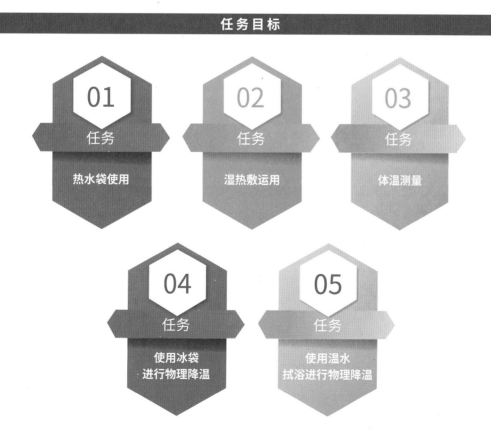

01 任务 热水袋使用

02 任务 湿热敷运用

03 任务 体温测量

04 任务 使用冰袋进行物理降温

05 任务 使用温水拭浴进行物理降温

任务一 热水袋使用

》【任务导入】

任务描述

王奶奶，88岁，自理老人，在某老年公寓包房居住。两天前因突然降温，在晚班照护人员小王查房时，王奶奶提出天气冷要在被窝放置装有热水的暖水袋，照护人员小王婉言劝说，告知老人使用热水袋容易发生烫伤，如果感觉冷可以帮助老人开空调，老人认为使用空调取暖房间内太过干燥不舒服，坚持使用热水袋，照护人员小王需要协助王奶奶使用热水袋并告知王奶奶使用热水袋的注意事项。

任务目标

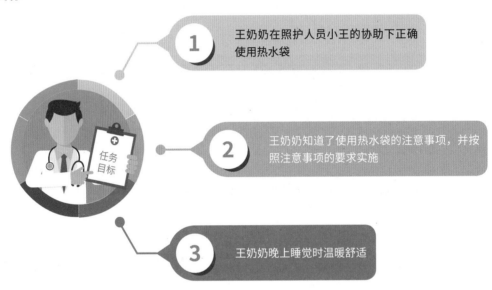

1 王奶奶在照护人员小王的协助下正确使用热水袋

2 王奶奶知道了使用热水袋的注意事项，并按照注意事项的要求实施

3 王奶奶晚上睡觉时温暖舒适

》【任务分析】

一、热水袋类型
（一）橡胶热水袋
热水袋是以橡胶制成的袋囊，在袋囊中装入热水，放置所需部位，达到取暖的目的（图7-1）。

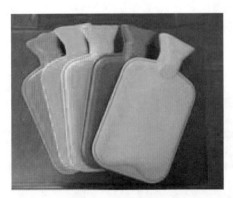

图7-1 橡胶热水袋

（二）电热水袋

将电热水袋平放于干燥水平台面上，连接电源充电大约 5 分钟，充电指示灯灭后断开电源即可放置在所需部位，用于取暖（图 7-2）。

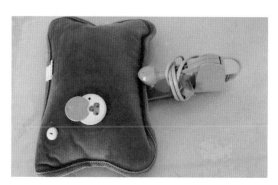

图 7-2　电热水袋

（三）其他致热用物——暖宝宝

使用前，去掉外袋，让内袋（无纺布袋）充分暴露在空气中，贴至所需部位，立刻就能发热。

使用暖宝宝注意事项。

1. 贴于内衣的外侧，不要直接贴于老年人皮肤上。

2. 晚上睡觉时不宜使用，防止低温烫伤。

3. 避免真空塑料包装袋损伤或破坏，否则产品会失效。

二、热水袋保暖的安全使用

（一）使用热水袋可能出现的危险

使用热水袋不当可造成烫伤，热水袋虽然基础温度不高，但皮肤长时间接触高于体温的低热物体，如接触 70℃的温度持续 1 分钟，接触近 60℃的温度持续 5 分钟以上时，就会造成烫伤，这种烫伤就叫作低温烫伤。

低温烫伤和高温引起的烫伤不同，创面疼痛感不十分明显，仅在皮肤上出现红肿、水疱、脱皮或者发白的现象，面积不大，烫伤皮肤表面看上去并不严重，但创面深，严重者甚至会造成深部组织坏死，如果处理不当，严重的会发生溃烂，长时间无法愈合。

（二）热水袋的安全使用方法

1. 热水袋表面不能用锐器刺压，强力摔打，以免破裂、漏液造成伤害，如出现破损、漏液现象绝不能使用。

2. 在使用热水袋取暖时，一定要把盖拧紧，在热水袋外面套一个防护布套，防止水流出来烫伤。

3. 要注意水温不要太热，一般以 50℃为宜，使用时间不要太长，禁止和皮肤直接接触，热水袋应放置于脚旁，注意不是脚上；最好是睡觉前放在被子里，睡觉时取出。

4. 糖尿病、脊髓损伤或脑卒中的老年人由于存在感觉、运动功能障碍，常伴有痛觉、温觉的减退或消失，极易发生意外烫伤，最好不要使用热水袋。

5. 使用电热水袋时应避免袋内水温不均，充电时可以轻轻摇动袋身，让袋内水温均匀。

（三）热水袋的保健用途

1. 促进炎症消散及伤口愈合。连续用灌上温水的热水袋放在手上热敷可刺激组织再生且有减轻疼痛和加强组织营养的作用，当温热作用于体表的创口时，大量浆液性渗出物增多，能协助清除病理产物；热可使血管扩张，血管通透性增强，有利于组织代谢产物的排出和对营养物质的吸收，抑制炎症的发展，促进炎症的消散和伤口的愈合。长期臀部肌内注射青霉素针剂，易使注射局部产生硬结并伴疼痛红肿，用热水袋热敷患处，能促使药液吸收，预防或消除硬结块。

2. 缓解疼痛不适。膝关节疼痛时用热水袋热敷，能缓解疼痛。热敷不仅可以缓解关节疼痛，对腰痛、坐骨神经痛、痛经等疼痛均有缓解作用。将热水袋放在局部疼痛处，每次 20 分钟，每天 1～2 次；对扭挫伤引起的皮下血肿，于受伤 24 小时后，用热水袋热敷，可以促进皮下淤血吸收和消散。

3. 缓解咳嗽症状。冬季风寒咳嗽可用热水袋灌满热水，外用薄毛巾包好，敷于背部驱寒。热敷背部可使上呼吸道、气管、肺等部位的血管扩张并加速血液循环，以增强新陈代谢和白细胞的吞噬能力，还有缓解咳嗽的作用。

4. 助眠。睡觉时把热水袋放在后颈部，会感到温热舒适，先双手发热，慢慢脚部也感觉温暖，就可起到助眠作用，但需注意使用的安全性。

》【任务实施】

操作步骤	操作程序	注意事项
◆ 操作前		
准备		
(1) 照护人员准备	• 仪表端庄，着装整洁，修剪指甲，洗手	
(2) 物品准备	• 热水袋 1 个、水壶（盛装 50℃左右温水）、布套 1 个、水温计、毛巾 1 块、记录单 1 份、笔 1 支等	
(3) 环境准备	• 清洁、安静、舒适、安全，调节室温至 18 ～ 22℃，相对湿度 60%左右	
(4) 老年人准备	• 排便、排尿、洗漱完毕	
◆ 操作中		
1. 评估沟通	• 评估老年人有无感觉、运动功能障碍，有无痛觉、温觉的减退或消失，有无皮肤破损情况	
	• 向老年人解释应用热水袋的目的、方法，以取得配合	
2. 灌热水袋	• 先往量杯中倒入少量冷水，然后兑入部分热水	• 用后水温计用纱布擦干放回原处
	• 使用水温计正确测量水温，将温度调节至 50℃	• 老年人使用热水袋，水温应调节至 50℃，热水袋外套布套，避免与皮肤直接接触，防止烫伤
	• 检查热水袋外观完好，灌入热水。一手持热水袋袋口边缘，另一手灌入热水至 1/2 ～ 2/3 满，边灌边提高热水袋口端以防热水外溢	
	• 将热水袋口端逐渐放平，见热水达到袋口即排尽袋内空气，旋紧塞子	
	• 用毛巾擦干热水袋外壁水迹；倒提热水袋并轻轻挤压，查看有无漏水	
	• 将热水袋装入布套内	

操作步骤	操作程序	注意事项
3. 放置热水袋	• 携热水袋至老年人床旁，再次检查热水袋有无漏水。掀开被尾放置于距离足部或身体 10 厘米处。袋口朝向身体外侧或依老年人喜好将热水袋放置在铺好的被子里的适宜位置，如腰部或足部的位置 • 告知老年人热水袋已经放置好并避免触及，若感觉不适应立即按铃呼叫照护人员。放置期间照护人员加强巡视	• 使用热水袋过程中要经常巡视，观察局部皮肤，如有潮红，应立即停止使用，局部降温以保护皮肤，并及时报告
4. 取出热水袋	• 放置热水袋 30 分钟后，取出热水袋，询问老年人是否还需要 • 观察老年人用热水袋后肢体是否温暖，用热水袋的周围皮肤有无潮红、水疱等烫伤的迹象	• 老年人避免长时间用热，时间以 30 分钟为宜
◆ 操作后		
1. 帮助老年人整理床单位	• 协助老年人躺卧舒适，将被子盖严、床铺整理好 	• 被子应盖好，避免被内温度下降
2. 整理用物	• 将热水袋内的水倒空，倒挂晾干后吹入空气旋紧塞子，放在阴凉干燥处备用	
3. 洗净双手，记录	• 记录内容包括热水袋放置时间、取出时间、老年人用后情况	

≫【任务评价】

热水袋使用任务学习自我检测单

姓名:		专业:	班级:	学号:
任务分析		热水袋类型		
		热水袋保暖的安全使用		
任务实施	操作前: 评估与准备			
	操作中: 热水袋使用			
	操作后: 整理与记录			

任务二 湿热敷运用

》【任务导入】

任务描述

张爷爷，78 岁，自理老人，一年前老伴去世后入住养老机构，3 天前，老人夜里上厕所时不慎将左侧膝盖碰到椅子上，听到响声后值班照护人员小王赶到房间查看，当时老人皮肤未出现破损，但膝盖处发红且压之有痛感，值班医生赶到后询问情况，老人主诉除左侧膝盖处稍有痛感外其他无异常，第二天早晨小王查房时发现张爷爷左侧膝盖出现青紫及肿胀，随即告知医生，医生叮嘱小王 48 小时后给予张爷爷湿热敷处理。

任务目标

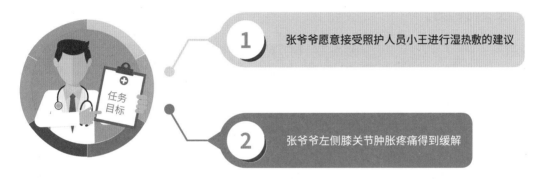

1. 张爷爷愿意接受照护人员小王进行湿热敷的建议

2. 张爷爷左侧膝关节肿胀疼痛得到缓解

》【任务分析】

湿热敷是养老院照护人员常用到的一种简便、实用的治疗疾病的方法，照护人员在操作中过程需做到专业、谨慎，以免烫伤老年人。通过对老年人使用湿热敷的作用及禁忌、使用湿热敷的应用范围及温度控制的学习，照护人员能熟练掌握为老年人使用湿热敷的操作，从而减轻老年人局部疼痛。

一、老年人湿热敷的作用及禁忌

（一）湿热敷的作用

湿热敷一般用湿布敷法，穿透力强，能利用热传导促进血液循环，帮助炎症吸收或促进消散；可作用于深层组织，使痉挛的肌肉松弛而止痛。常用于慢性炎症及痛症（患处没有发红或发热的症状），例如，慢性腰颈痛、慢性退化性膝关节炎、肌肉疲劳或痉挛等。在推拿的运用上，常于手法操作后辅以湿热敷，湿热敷有祛风散寒、温经通络、活血止痛的作用，还可以加强手法治疗效果、减轻手法刺激所产生的局部不良反应。

（二）湿热敷的禁忌

患有急性炎症、皮肤炎、血栓性静脉炎、外周血管疾病的老年人，患处有伤口、刚愈合的皮肤、过分疼痛或肿胀、失去分辨冷热的能力（如部分糖尿病老年人），不能明白指示的老年人（如患有阿尔茨海默病）等不宜使用湿热敷。软组织扭伤挫伤早期、未经确诊的急腹痛、鼻周围三角区感染、脏器出血、恶性肿瘤、有金属移植物的老年人禁用湿热敷。

二、老年人湿热敷的应用范围及温度控制

（一）湿热敷的应用范围（表 7-1）

表 7-1　湿热敷的应用范围

分类	应用范围
非无菌性湿热敷	范围广泛，常用于消炎、镇痛
无菌性湿热敷	用于眼部及外伤伤口的热敷
药液湿热敷	用于辅助治疗
直流电离子透入疗法	用于风湿痹痛、乳痈、眼科疾患的热敷

（二）湿热敷的温度控制

用 50 ～ 60℃热水浸透敷布，拧干，用自己的手腕掌侧测试敷布温度是否适当，必须不烫手时才能敷于患部。

》》【任务实施】

操作步骤	操作程序	注意事项
◆ 操作前		
准备		
（1）环境准备	• 关闭门窗，调节室温至 22 ～ 24℃	
（2）照护人员准备	• 服装整洁，修剪指甲，洗净双手	
（3）老年人准备	• 老年人取坐位或卧位	
（4）物品准备	• 水盆（内盛 50 ～ 60℃热水）、暖瓶 1 个、毛巾 2 块、一次性垫单 1 块、大毛巾 1 块、润肤油 1 瓶、敷巾钳 1 把、记录单 1 份、笔 1 支等	
◆ 操作中		
1. 评估沟通	• 评估老年人身体疾病状况 • 向老年人告知给予一般性湿热敷可以缓解局部肌肉疼痛、肿胀 • 告知湿热敷的过程，取得老年人的配合	• 瘫痪、糖尿病、肾炎等血液循环欠佳或感觉不灵敏的老年人不能使用湿热敷，以免发生意外
2. 进行湿热敷	• 备齐物品携至老年人床旁。露出老年人需要湿热敷的部位，铺好一次性垫单、垫单上铺大毛巾 • 将毛巾浸在水盆中湿透，再拧干，以不滴水为宜，抖开，在自己的手腕掌侧测试敷布温度，感觉热但不烫时放于老年人需湿热敷的部位上，干毛巾附在上面，以防散热过快	• 老年人感到湿热敷部位烫热，可揭开湿毛巾一角散热 • 严密观察湿热敷部位皮肤状况，防止烫伤 • 照护人员在操作的过程中应注意观察热敷部位皮肤的状况，尤其是危重老年人使用时须严防烫伤

操作步骤	操作程序	注意事项
2. 进行湿热敷	• 询问老年人有无不适。如果老年人感觉过热时可揭开敷布一角放出热气	
	• 每3～5分钟更换一次，水盆内随时添加热水，湿热敷20～30分钟（按医嘱操作）。湿热敷期间观察局部皮肤有无发红、起水疱等烫伤情况	
◆ 操作后		
	• 湿热敷完毕，用毛巾擦干局部皮肤，涂润肤油。整理好盖被	• 面部热敷的老年人，敷完30分钟后方能外出，以防受凉
	• 清理用物	
	• 洗手	
	• 记录。做好过程的记录和操作后结果的记录	

》【任务评价】

湿热敷运用任务学习自我检测单

姓名：	专业：	班级：	学号：

任务分析	老年人湿热敷的作用及禁忌	
	老年人湿热敷的应用范围及温度控制	
任务实施	操作前：准备	
	操作中：进行湿热敷	
	操作后：整理与记录	

任务三 体温测量

》【任务导入】

任务描述

李奶奶，86 岁，失能老人，两年前因脑梗死导致右侧肢体偏瘫，大部分时间卧床。昨天下午照护人员张阿姨在给李奶奶喂水时发现老人面色潮红、食欲不佳，询问老人是否有不适，李奶奶自述全身酸痛且怕冷，照护人员需要为老人测量体温。

任务目标

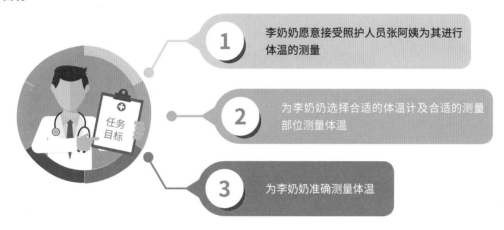

1　李奶奶愿意接受照护人员张阿姨为其进行体温的测量

2　为李奶奶选择合适的体温计及合适的测量部位测量体温

3　为李奶奶准确测量体温

》【任务分析】

人体内部的温度称体温。保持恒定的体温是保证新陈代谢和生命活动正常进行的必要条件。体温是物质代谢的产物。正常人的体温相对恒定，它通过大脑和丘脑下部的体温调节中枢调节和神经体液的作用，使产热和散热保持动态平衡。照护人员通过学习老年人体温的正常值和影响体温的因素后，能熟练地为老年人测量体温。

一、体温计的种类

（一）玻璃水银储汞槽

在所有体温计种类中，这种体温计目前最常用，所测量出来的体温是最准确的。我国使用的水银体温计为摄氏刻度，体温一端内装入水银，利用水银遇热膨胀的原理，测试时水银升入有刻度的玻璃细管中。储汞槽和玻璃管连接处有一狭窄部分，可防止水银自动降落，以保证能够看到准确的读数。水银柱必须经过甩动才能下降。用水银体温计测量体温的方法有测量口腔温度、直肠温度和腋下温度三种。为方便人体不同部位测量，水银体温计又分为肛温计（身圆头粗）、腋温计（身扁头细）、口温计（身圆头细）三种（图 7-3）。

（二）电子数字显示体温计

这是近十年来逐渐被广泛使用的新产品，是一种以数字显示的体温计，克服了玻璃水银温度计不易读数的缺点。电子体温计的形状只有一种，可以同时用来量肛温、腋温或口温。通常如果电池不受潮，可以测量一万次，使用时应避免重摔，以免电路受损而失灵（图 7-4）。

二、体温测量的部位及适用范围

（一）腋下测温

此法不易发生交叉感染，是测量体温最常用的方法。适合昏迷、口鼻手术、肛门手术、不能合作的老年人。凡消瘦不能夹紧体温计、腋下出汗较多以及腋下有炎症、创伤或手术的老年人不宜使用腋下测温法。

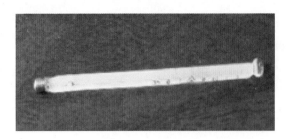
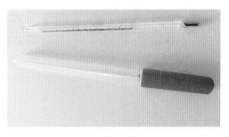

肛温计　　　　　　　　　　　　　　　　腋温计

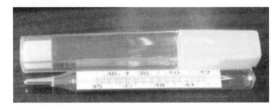

口温计

图 7-3　玻璃水银体温计

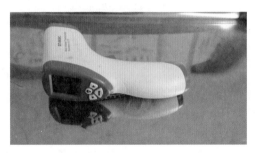

图 7-4　电子数字显示体温计

（二）口腔测温

适用于清醒、合作状态下，无口鼻疾患老年人。凡精神异常、昏迷、口鼻腔手术以及呼吸困难、不能合作的老年人，不宜测口腔温度。

（三）直肠测温

多用于昏迷老年人。凡直肠或肛门手术、腹泻以及心脏疾患老年人不宜使用直肠测温法。因肛表刺激肛门后，可使迷走神经兴奋，导致心动过缓。

三、体温的正常值和影响因素

（一）体温的正常值

正常体温的标准是根据多数人的数值而定，并非为个体的绝对数值。

每日早晚、人体各个部位及不同性别之间的体温均存在着差异。人体正常体温有一个较稳定的范围，口腔温度（又称口温）为 36.3 ～ 37.2℃，腋窝温度较口腔温度低 0.2 ～ 0.5℃，直肠温度（又称肛温）较口腔温度高 0.2 ～ 0.6℃。超出这个范围就是发热，以口腔温度为例，37.3 ～ 38℃是低热，38.1 ～ 39℃是中等热，39.1 ～ 41℃是高热，41℃以上是超高热。

（二）影响因素

体温并不是固定不变的，可受年龄、性别、昼夜、情绪、运动及环境等因素的影响而出现生理性波动，但此波动常在正常范围内。

1. 年龄因素：老年人由于代谢率低，体温在正常范围的低值。

2. 性别因素：一般女性的体温略高于男性。

3. 昼夜因素：人体的体温一般在 2 ～ 6 时最低，在 16 ～ 20 时最高，但波动范围不超过 0.8℃，这种昼夜的节律性波动，可能与人体活动、代谢、血液循环及肾上腺素分泌的周期性变化有关。

4. 情绪因素：激动、紧张等可使交感神经兴奋，机体代谢率增高，导致体温呈一时性升高。

5. 运动因素：运动时由于骨骼肌紧张并强烈收缩，产热量增加并超过散热量，导致体温一时性升高。

6. 环境因素：外界环境温度的高低直接影响体表温度。

7. 其他因素：如睡眠、饥饿、服用镇静剂等均可使体温下降。

》【任务实施】

一、腋温测量

操作步骤	操作程序	注意事项
◆ 操作前		
准备		
（1）照护人员准备	• 洗净双手、剪指甲、戴口罩	
（2）物品准备	• 腋温计1支（盛放在垫有纱布的容器中）、带盖容器（内放配制好的消毒液）、消毒纱布、体温记录单、记录笔和记录时间用的表	
（3）老年人准备	• 在测量体温前避免喝热饮或冷饮、剧烈运动、情绪激动及洗澡，安静休息30分钟以上	
（4）环境准备	• 环境安静整洁，温、湿度适宜	
◆ 操作中		
1. 评估沟通	• 照护人员应评估老年人的身体状况，确定老年人在30分钟内没有影响实际体温的因素	
	• 向老年人解释操作的目的，取得老年人的配合	
2. 检查体温计	• 照护人员检查体温计无破损，水银柱要甩到35℃以下	• 甩表时注意勿触及他物，以防破碎
3. 测量体温	• 解开老年人胸前衣扣，用老年人自己的干毛巾帮助擦干腋下汗液，将体温计水银端放在老年人腋窝深处并贴紧皮肤，屈臂过胸，用上臂将体温计夹紧，必要时托扶老年人手臂，以免脱位或掉落，测量时间为10分钟	• 测量过程中应告知老年人如果发生体温计滑落或脱位应保持原体位不动，及时通知照护人员。照护人员应耐心寻找，避免体温计破碎误伤老年人
◆ 操作后		
1. 读取体温	• 计时到后取出体温计，读取体温：一手横拿体温计尾部，即远离水银柱的一端，手不可触碰水银端，背光站立，使眼与体温计刻度保持同一水平，然后慢慢地转动体温计，从正面看到很粗的水银柱时就可读出相应的温度值	• 一旦发现体温计破碎，水银外流，照护人员应立即采取安全的方法处理

操作步骤	操作程序	注意事项
2. 整理记录	• 帮助老年人系好衣扣，整理床单位	• 体温计用后按要求及时消毒
	• 洗手后及时记录，如体温异常及时报告医生，发热时协助给予物理降温等处理	
	• 体温计用 70%～80%酒精浸泡 30 分钟消毒	

二、口温测量

操作步骤	操作程序	注意事项
◆ 操作前		
准备		
（1）照护人员准备	• 七步洗手法洗净双手、修剪指甲、戴口罩	
	• 检查体温计有无破损，水银柱是否甩到 35℃以下	
	• 对老年人做好解释以取得配合	
（2）物品准备	• 口温计 1 支（盛放在垫有纱布的容器中）、带盖容器（内放配制好的消毒液）、消毒纱布、体温记录单、记录笔和记录时间用的表	
（3）老年人准备	• 在测量体温前避免喝热饮或冷饮、剧烈运动、情绪激动及洗澡，安静休息 30 分钟以上	
（4）环境准备	• 环境安静整洁，温、湿度适宜	
◆ 操作中		
	• 备好用物携至床前，确定老年人在 30 分钟内没有影响实际体温的因素	• 与病情结合，可口温和肛温对照 • 口温表破碎造成误吞水银，应立即清除玻璃碎屑，再口服蛋清或牛奶以延缓汞的吸收；身体状况允许时，可口服大量粗纤维食物，加速汞的排出 • 其他注意事项同腋温
	• 让老年人张开嘴，将口表水银端斜放于老年人舌下（舌系带两侧），嘱老年人闭紧口唇用鼻呼吸，勿用牙咬，测量时间 3 分钟	
	• 计时到后取出口温计，用消毒纱布擦拭干净后读数，方法同测量腋温	
◆ 操作后		
	• 读取温度数据后，将口温计放入消毒液中，帮助老年人整理床单位，盖好盖被	
	• 洗手	
	• 记录体温在体温单上，如体温异常及时报告并协助给予物理降温	

》【任务评价】

体温测量任务学习自我检测单

姓名：	专业：	班级：	学号：

	体温计的种类	
任务分析	体温测量的部位及适用范围	
	体温的正常值和影响因素	
任务实施	操作前：准备	
	操作中：测量体温	腋温测量
		口温测量
	操作后：读取数据与记录	

任务四 使用冰袋进行物理降温

》【任务导入】

任务描述

张爷爷，84岁，自理老人，两天前因洗澡时不慎着凉引发感冒，遵医嘱口服退烧药，照护人员小王在为老人进行午后照护时发现老人精神欠佳，为老人测腋温为38℃，照护人员将情况电话告知医生，医生嘱张爷爷多饮水，并告知照护人员需使用冰袋为老人进行物理降温。

任务目标

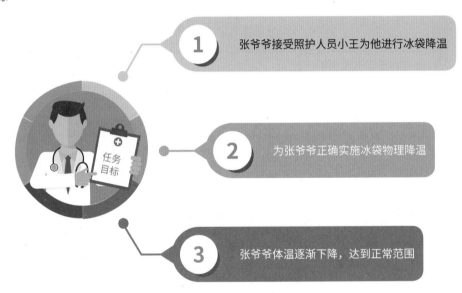

1 张爷爷接受照护人员小王为他进行冰袋降温

2 为张爷爷正确实施冰袋物理降温

3 张爷爷体温逐渐下降，达到正常范围

》【任务分析】

冰袋是常用的一种对身体局部进行物理降温的工具。本节主要介绍冰袋的类型、使用方法、使用禁忌以及如何使用冰袋对高热的老年人进行安全有效的物理降温。

一、冰袋的类型

常用的冰袋有橡胶冰袋和化学制冰袋两种。

（一）橡胶冰袋

橡胶冰袋是以橡胶制成的袋囊，在袋囊中装入冰块，放置在所需用冷的部位，达到局部用冷的目的。

（二）化学制冰袋

采用特殊冷冻介质，可反复使用，简单方便，制冷迅速且无须冷源。袋体柔软，冷敷时能最大限度地增加与人体的接触面。化学制冰袋解冻融化时没有水质污染，反应前后不会对环境和人体造成污染和毒副作用。

二、冰袋的使用方法

高热老年人降温可将冰袋放置前额、头顶或体表大血管处，避开禁用冷疗的部位。一般冷疗的时间为10～30分钟，时间过长或反复用冷，可导致不良反应，如寒战、面色苍白、冻疮，甚至影响呼吸或心率。

三、冰袋的使用禁忌

组织破损及慢性炎症的老年人禁用，由于冷疗使局部毛细血管收缩，血流量减少，致使组织营养不良，影响伤口愈合及炎症吸收。

　　局部血液循环明显不良的老年人禁用冷，冷疗会加重血液循环障碍，导致局部组织缺血、缺氧，甚至出现变性、坏死。

　　有些老年人对冷刺激格外敏感，用冰袋后会出现皮疹、关节疼痛、肌肉痉挛等情况，因此不能用。

　　禁用冷疗的部位。①枕后、耳郭、阴囊处：用冷后容易引起冻伤；②心前区：用冷会出现反射性心率减慢和心律失常；③腹部：用冷会造成腹泻；④足底：用冷不仅会收缩末梢血管影响散热，而且会反射性地引起一过性冠状动脉收缩，可诱发心绞痛。

》》【任务实施】

为老年人使用冰袋进行物理降温（以橡胶冰袋为例）

操作步骤	操作程序	注意事项
◆ 操作前		
准备		
（1）环境准备	• 酌情关闭门窗 • 需要时用屏风遮挡老年人身体	
（2）照护人员准备	• 服装整洁，修剪指甲，洗净双手	
（3）老年人准备	• 评估老年人对使用冰袋目的、作用、方法和注意事项的了解程度	
（4）物品准备	• 大治疗盘内盛冰袋、布套、帆布袋、木槌、冰匙、橡胶圈，面盆内盛冰块 • 备冰装袋：将冰块用帆布袋装好，用木槌将冰块敲碎，将敲碎的冰块倒入冷水中冲去棱角 • 将碎冰装入冰袋中，装至冰袋容量的 1/2 ～ 2/3 满即可，将冰袋内的气体排出，夹紧冰袋口，用毛巾擦干冰袋，将冰袋倒提检查无漏水后装入布套	
◆ 操作中		
1. 评估沟通	• 照护人员应评估老年人的身体状况 • 向老年人解释操作的目的，取得老年人的配合	
2. 放置冰袋	• 照护人员用布套或小巾将冰袋包裹，置于前额、头顶和体表大血管处，如腹股沟、腋下，禁止直接接触皮肤 • 用冰袋期间，询问老年人感受，观察冰袋情况及局部皮肤颜色，有无冻伤。冰块融化后及时更换	• 照护人员每 10 分钟观察用冷部位皮肤状况，若有苍白、青紫、灰白、颤抖、疼痛或有麻木感须立即停止使用

操作步骤	操作程序	注意事项
3. 复测体温	• 物理降温 30 分钟后复测体温，观察降温效果，如给予腋下测温注意要在未放置冰袋侧腋窝处测量体温	• 应密切观察老年人病情及体温变化，降温后体温一般不宜低于 36℃，如有异常及时报告
◆ 操作后		
1. 整理用物	• 体温下降后取出冰袋，整理床单位，安置好老年人，使其体位舒适。将冰袋中冰水倒空，倒挂冰袋晾干，吹入空气后夹紧袋口（以防两层橡胶粘连），放于通风阴凉处，袋套清洗，晾干备用。如用一次性化学冰袋，用毕按医疗垃圾分类处置	• 化学冰袋用前检查有无破损，防止破损后化学物质渗漏，造成皮肤损伤
2. 洗手	• 操作结束后，用七步法洗手	
3. 记录	• 记录老年人体温前后变化	

》【任务评价】

使用冰袋进行物理降温任务学习自我检测单

姓名：	专业：	班级：	学号：

任务分析	冰袋的类型	
	冰袋的使用方法	
	冰袋的使用禁忌	
任务实施	操作前：准备	
	操作中：冰袋降温	
	操作后：整理与记录	

任务五 使用温水拭浴进行物理降温

》【任务导入】

任务描述

李奶奶，86 岁，自理老人，半年前入住老年公寓，年轻时职业为护士，3 天前不慎感冒，照护人员小石为老人测体温，腋温 38.9℃，王医生给予老人口服退烧药，但李奶奶不愿服药退烧，医生嘱照护人员小石为其采用温水拭浴进行物理降温。

任务目标

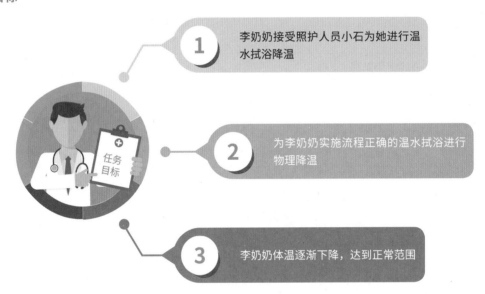

1 李奶奶接受照护人员小石为她进行温水拭浴降温

2 为李奶奶实施流程正确的温水拭浴进行物理降温

3 李奶奶体温逐渐下降，达到正常范围

》【任务分析】

温水拭浴是照护人员常使用的一种操作技能。照护人员用低于老年人皮肤温度的温水进行拭浴，可很快将皮肤的温度通过传导发散。皮肤在接受冷刺激后，初期可使毛细血管收缩，继而扩张，拭浴时加用按摩的方式刺激血管被动扩张，可加倍促进热的散发。

一、温水拭浴的作用

温水拭浴是利用温水接触身体皮肤，通过温水的蒸发、传导作用增加机体的散热，达到降温的目的（图 7-5）。

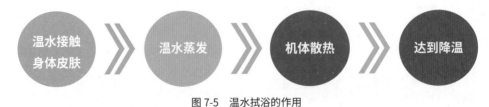

温水接触身体皮肤 ➤ 温水蒸发 ➤ 机体散热 ➤ 达到降温

图 7-5　温水拭浴的作用

二、温水拭浴的操作要点

（一）拭浴水温

温水拭浴的水温设定为 32 ～ 34℃。

（二）拭浴手法

小毛巾缠在手上成手套式，以离心方向边擦边按摩。

（三）拭浴部位

擦拭腋下、掌心、腹股沟、腘窝、脚心等部位，用力可略大，时间可稍长，有利于降温。禁擦胸前区、腹部、颈后，这些部位对冷刺激敏感，易引起不良反应。

（四）拭浴时间

温水拭浴的时间一般不超过 30 分钟。

（五）拭浴注意事项

高热老年人降温时头部置冰袋、足部置热水袋。

》【任务实施】

操作步骤	操作程序	注意事项
◆ 操作前		
准备		
（1）物品准备	• 32 ～ 34℃温水一盆，内浸纱布或小毛巾 2 块，大毛巾、冰袋、热水袋、布套或小巾 2 块，屏风，必要时可备干净衣裤一套，体温计、体温记录单、笔 	
（2）老年人准备	• 排空大小便，穿着合适的衣物，躺在床上	
（3）照护人员准备	• 衣着整洁、干净，修剪指甲	
（4）环境准备	• 安静整洁，温、湿度适宜，最好在 24℃左右，关闭门窗，屏风遮挡老年人身体	
◆ 操作中		
1. 评估沟通	• 照护人员应评估老年人的身体状况	
	• 向老年人解释操作的目的，取得老年人的配合	
2. 实施拭浴	• 照护人员松开老年人盖被。将准备好的冰袋、热水袋用布袋或小毛巾包裹，为老年人头部放冰袋、脚下置热水袋	• 擦拭过程中，应观察老年人全身情况，如有寒战，面色苍白，脉搏、呼吸异常，应立即停止，及时报告医护人员
	• 协助老年人露出擦拭部位，下面垫大毛巾，拧干浸湿的小毛巾缠在手上成手套式，以离心方向边擦边按摩，其顺序如下：	• 拭浴过程中注意保暖

操作步骤	操作程序	注意事项
2. 实施拭浴	①露出一侧上肢，自颈部沿上臂外侧擦至手背，自侧胸部经腋窝内侧至手心，同法擦拭另一上肢；②使老年人侧卧，露出背部，自颈向下擦拭全背部，擦干后穿好上衣；③露出一侧下肢，自髋部沿腿的外侧擦至足背，自腹股沟的内侧擦至踝部，自股下经腘窝擦至足跟；同法擦拭对侧下肢，擦干后穿好裤子；④移去热水袋，协助老年人盖好被子	
3. 复测体温	• 拭浴后 30 分钟后测量体温，如体温降至 38.5℃，取下头部冰袋	
◆ 操作后		
	• 整理记录，照护人员使老年人躺卧舒适，按要求整理好热水袋和冰袋	
	• 洗手	
	• 记录体温变化	

》【任务评价】

使用温水拭浴进行物理降温任务学习自我检测单

| 姓名： | | 专业： | 班级： | 学号： |

任务分析	温水拭浴的作用	
	温水拭浴的操作要点	
任务实施	操作前：准备	
	操作中：温水拭浴	
	操作后：整理与记录	

8

　　老年人由于身体机能下降和疾病等原因的影响，会出现活动受限、行走困难等情况，故需要拐杖、轮椅等协助活动，甚至需要平车进行转运。照护人员应掌握帮助老年人使用拐杖进行活动，使用轮椅、平车为老年人进行转运的操作流程和注意事项以及拐杖的作用、种类及性能，轮椅的种类及性能，各类平车转运的方法、要求和转运中的观察要点等知识。

学习目标

　　1. 重视老年人运动和移动的安全，并具有细心、爱心、耐心和责任心。

　　2. 会协助老年人使用拐杖行走。能使用轮椅和平车转运老年人。

　　3. 能描述老年人使用拐杖行走的观察要点、使用轮椅转运老年人的观察要点、平车转运老年人的目的和注意事项。知道拐杖的作用、种类及性能，轮椅的种类及性能，各类平车转运的方法及要求。

任务目标

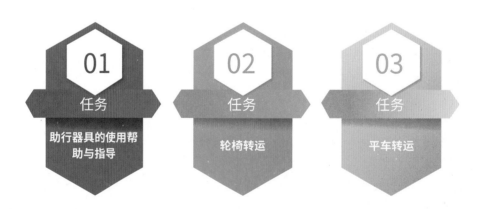

01 任务　助行器具的使用帮助与指导

02 任务　轮椅转运

03 任务　平车转运

任务一 助行器具的使用帮助与指导

》【任务导入】

任务描述

王爷爷，78 岁，自理老人，平时可独自乘电梯到养老院楼下小花园散步和打太极。近日总感觉头晕，到医院诊断为脑供血不足，医生建议老人今后下楼活动使用拐杖并有人陪伴，防止摔跤等意外发生。照护部王主任在查房时叮嘱照护人员在王爷爷使用拐杖时给予帮助、指导并做好辅具安全检查工作。

任务目标

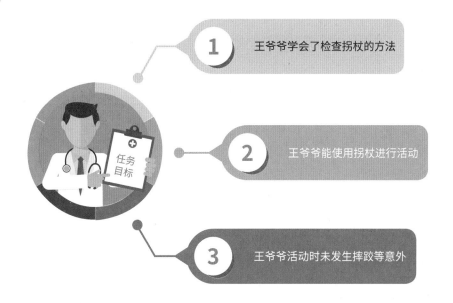

1. 王爷爷学会了检查拐杖的方法

2. 王爷爷能使用拐杖进行活动

3. 王爷爷活动时未发生摔跤等意外

》【任务分析】

一、助行器具的作用、种类、性能及要求

（一）助行器具的作用

助行器具一般是支撑老年人走路，让走路更方便的一个工具，能够起到辅助人体支撑体重、保持平衡和行走的作用。助行器具的使用既能稳身健步，减少并发症的发生，又可以提高老年人的生活自理能力，改善生活质量，同时节省体力和人力资源，减轻照护人员的负担。助行器具的使用也能帮助老年人改善心理状态，提高老年人的自信心。

（二）助行器具的种类、性能及要求

助行器具主要包括手杖、拐杖、步行器三类（图 8-1）。

1. 手杖。根据手杖的结构和功能可以分为单足手杖、多足手杖、直手杖、可调式手杖、带座式手杖、多功能手杖和盲人手杖等。其中单足手杖适用于握力好、上肢支撑能力强的老年人。多足手杖包括三足和四足，支撑面积较广而且稳定。

2. 拐杖。拐杖指靠前臂或肘关节扶持帮助行走的工具。分为普通木拐杖、折叠式拐杖、前臂杖、腋杖和平台杖。前臂杖又叫洛式杖，可单用也可双用，用于握力较差、前臂力量较弱但又不必使用腋杖者。腋杖稳定，用于截瘫或外伤严重的老年患者，包括固定式和可调式。平台杖又称为类风湿杖，主要将前臂固定在平台式前臂托上，用于关节严重损害的类风湿老年患者或手有严重损伤不能负重者，由前臂负重。

3. 步行器。步行器指用来辅助下肢功能障碍者（如偏瘫、截瘫、截肢、全髋置换术后等）步行的工具。可以起到保持平衡、支撑体重和增强上肢伸肌肌力的作用。常见的有框架式助行器（两轮、三轮、四轮式）、截瘫助行器、交替式助行器。框架式助行器可支撑力强，便于老年人站立和行走，其支撑面积大，稳定性好。使用时老年人两手扶持左右两侧，于框架当中站立可行走。截瘫助行器需要根据老年患者的具体情况制作配置。交替式助行器适用于各种原因导致的第四胸椎以下完全性或更高节段不完全性脊髓损伤的老年患者。

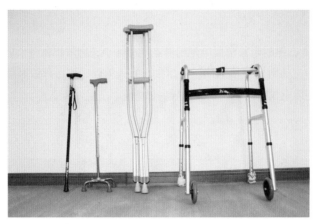

图 8-1　助行器具的种类

二、老年人使用助行器具的观察要点

（一）检查助行器具

检查助行器具是否完好，把手有无松动，助行器具与地面接触的橡胶垫是否牢固，可调高度的助行器具调节卡扣是否锁紧等。

（二）高度选择

1. 手杖高度。老年人站立时，肘关节屈曲 15°～ 30°，腕关节背伸，小趾前外侧 15 厘米处至背伸手掌面的距离即为拐杖的适时高度（图 8-2）。站立困难时可仰卧位测量。

2. 拐杖高度。身高减去 41 厘米的长度为腋杖的长度，站立时大转子的高度即为把手的位置（图 8-3）。

3. 助行器高度。老年人直立，双手握住助行器把手、肘关节屈曲 15°～ 30°时的高度为宜（图 8-4）。

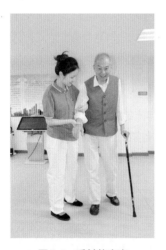 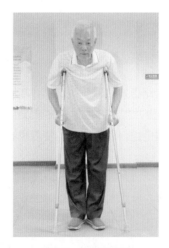 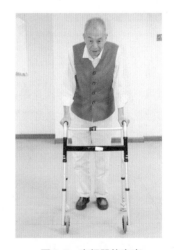

图 8-2　手杖的高度　　　　　图 8-3　拐杖的高度　　　　　图 8-4　步行器的高度

三、识别异常情况并及时报告的方法

老年人活动后如出现下肢肿胀、紫斑等情况时，应注意调整步态，减少活动时间，并及时通知护士和医生。若老年人主诉持拐下地后手腕无力，不能持物，则应注意有无臂丛神经受压，并及时通知护士和医生。

》》【任务实施】

操作步骤	操作程序	注意事项
◆ 操作前		
准备		
(1) 环境准备	• 环境安静，光线充足，无障碍物，地面干燥，没有水迹、油渍	
(2) 照护人员准备	• 着装整洁，了解老年人一般情况、活动能力及疾病诊断	
(3) 老年人准备	• 有行走的意愿，身体状况允许，穿合适长度的裤子以及防滑的鞋子	
(4) 物品准备	• 合适的助行器具	
◆ 操作中		
1. 手杖的使用		
(1) 检查手杖	• 照护人员携带手杖来到老年人面前，边演示边讲解检查拐杖方法	
(2) 演示讲解	• 照护人员边演示边讲解使用手杖步行方法及上下台阶方法 • 三点步行：先伸出手杖，再迈出患足，最后迈出健足或先伸出手杖，再迈出健足，最后迈出患足。要求患足努力做到抬腿迈步，避免拖拉 • 二点步行：伸出手杖同时抬腿迈出患足，再迈出健足 • 上下台阶的训练：正确上下台阶的原则是上台阶先上健腿，后上患腿；下台阶先下患腿，再下健腿。可以将手杖放在扶手上，一同向上挪动	
(3) 保护行走	• 照护人员搀扶老年人手拄手杖站起，检查手杖高度是否合适。手杖放在脚的前外侧，目视前方，按照三点步行或两点步行方式行走。照护人员站在患侧，拉住老年人的腰带或特制的保护腰带保护	• 患足努力做到抬腿迈步，避免拖拉 • 看护行走前，避开路线上的水渍及障碍物，行走过程中，保障老年人安全，避免跌倒 • 观察老年人有无劳累，询问感受，如果出现疲乏，立即休息 • 行走中避免拉、拽老年人胳膊，以免造成老年人跌倒和骨折 • 循序渐进地增加行走的活动量

老年照护 · 初级 养老服务职业技能培训教材

操作步骤	操作程序	注意事项
2. 拐杖的使用		
（1）检查拐杖	• 检查拐杖是否完好	
（2）演示讲解	• 照护人员边演示边讲解使用拐杖步行方法及上下台阶方法。向老年人说明配合要点，取得配合	
	• 站立：站立时双拐并到一起，立于患侧，一手握住拐杖把手，另一手按住椅子扶手或床面，双手用力将身体撑起，依靠健侧下肢完成站立，将一支拐杖交于健侧手中，双拐平行放置于身体前方，开始行走	
	• 行走方法常采用四点法、三点法或两点法 四点法：先向前移动患侧拐杖，再迈出健侧下肢，再移动健侧拐杖，最后迈出患侧下肢；相同的方法，先向前移动患侧拐杖，再迈出健侧下肢，再移动健侧拐杖，最后迈出患侧下肢，反复进行 三点法：一般见于患侧下肢不能负重的情况，两侧拐杖一同向前，然后患侧向前迈出，最后健侧向前跟上患侧，如此反复进行 两点法：向前移动患侧拐杖的同时迈出健侧下肢，向前移动健侧拐杖的同时迈出患侧下肢，移动患侧拐杖时迈出健侧下肢，移动健侧拐杖时迈出患侧下肢，再反复进行	
	• 坐下：患者想要坐下时，将双拐并在一起，立于患侧，一手抓住拐杖把手，另一只手按住椅子扶手或床面，健侧下肢用力，重心下移，同时患肢不要碰触地面	
	• 上台阶：患者将身体靠近台阶，双臂用力撑住双拐，健侧下肢迈到台阶上，健侧下肢用力伸直，身体稍向前倾，同时将患侧下肢和双拐带到台阶上，重复动作，迈向上一级台阶	

操作步骤	操作程序	注意事项
（2）演示讲解	• 下台阶：下台阶时，先把双拐平行放在下一级台阶上，将患侧下肢前移，双臂用力撑起，健侧下肢屈曲移到下一级台阶，呈站立位，再将双拐下移，重复以上动作，迈向下一级台阶	
3. 步行器的使用		
（1）检查步行器	• 检查步行器是否完好，螺丝是否有松动，支脚垫是否完好适用，高度是否适合	
（2）演示讲解	• 照护人员边演示边讲解使用步行器的步行方法。向老年人说明配合要点，取得配合	
	• 四步法：步行器一侧向前移动一步（25～30厘米），对侧下肢抬高后迈出，约落在步行器横向的中线偏后方。然后，步行器另一侧向前移动一步，迈出另一下肢。重复上述步骤前进	
	• 三步法：抬头挺胸，双手同时将步行器举起向前移动一步（25～30厘米），患肢抬高后迈出半步，约在步行器横向的中线偏后方。双手臂伸直支撑身体（患肢遵医嘱决定承重力量），迈出健肢与患肢平行。重复上述步骤前进	
◆ 操作后		
	• 行走结束，记录训练过程及结果	

》【任务评价】

助行器具的使用帮助与指导任务学习自我检测单

姓名:		专业:	班级:	学号:

任务分析	助行器具的作用、种类、性能及要求		
	老年人使用助行器具的观察要点		
	识别异常情况并及时报告的方法		
任务实施	操作前:准备		
	操作中:助行器具使用帮助	手杖的使用	
		拐杖的使用	
		步行器的使用	
	操作后:检查与记录		

任务二 轮椅转运

》【任务导入】

任务描述

朱爷爷，99 岁，介护老人，在某养老院生活 15 年，个人卫生需要照护人员给予一定帮助，老人因年纪较大行动不便，每天上午大部分时间卧床休息或在房间看电视，为丰富老人生活，午睡后照护人员需用轮椅推送老人到楼下小花园散步。

任务目标

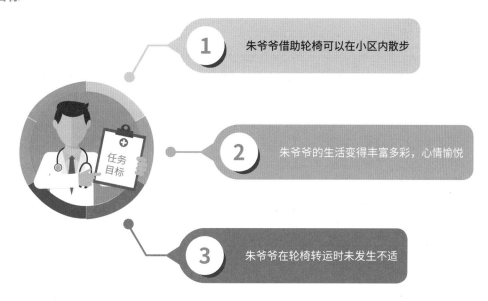

1　朱爷爷借助轮椅可以在小区内散步

2　朱爷爷的生活变得丰富多彩，心情愉悦

3　朱爷爷在轮椅转运时未发生不适

》【任务分析】

一、轮椅的种类及性能

（一）固定式轮椅

结构简单，但不用时占用空间较大，上下车不方便。

（二）折叠式轮椅

折叠式轮椅的扶手或脚踏板均为拆卸式，车架可折叠，便于携带和运输，是目前国内外应用最广泛的一种。

（三）躺式轮椅

靠背能从垂直向后倾斜直至水平位，脚踏板也能自由变换角度。适用于年老体弱者。

（四）手推式轮椅

由照护人员推动的轮椅，轮椅的特点是前后皆采用直径相同的小轮子，因此造价相对较低，重量较轻，主要用于照护用椅。

（五）电动轮椅

通过高性能动力驱动装置和多种不同的智能操纵装置，满足不同功能障碍的老年人的需求，如手和前臂功能完全丧失的老年人可选用下颌进行操纵的电动轮椅。

二、使用轮椅转运老年人的观察要点

（一）轮椅的检查

轮椅使用前应进行检查。首先，打开与收起顺畅；其次，刹车灵敏，充气轮胎的胎压正常；最后，坐垫、安全带、脚踏板等完好。

（二）轮椅打开与收起的方法

1. 打开轮椅：双手握住轮椅两侧扶手外展，然后手掌向下按压轮椅坐垫即可打开。

2. 收起轮椅：双手握住坐垫中间的前后两端，同时向上提拉即可收起。

（三）使用轮椅的要点

1. 推轮椅时速度要慢，要叮嘱老年人的头及背向后靠，并抓紧扶手，勿向前倾或自行下车。

2. 遇到障碍物或拐弯时，照护人员应提前告知并提示。

三、识别异常情况并及时报告的方法

转运过程中，观察老年人表现并询问感受。如感觉疲乏或不适，应就近休息或尽快返回，通知医护人员。

》【任务实施】

操作步骤	操作程序	注意事项
◆ 操作前		
1. 评估与沟通	• 向老年人说明配合要点，取得配合。评估老年人一般情况、活动能力及疾病诊断	
2. 准备		
（1）环境准备	• 环境安静，光线充足，无障碍物	
（2）照护人员准备	• 着装整洁	
（3）老年人准备	• 身体状况允许，穿防滑的鞋子	
（4）物品准备	• 轮椅、必要时备毛毯	• 确保轮椅的轮胎气压充足，刹车制动良好，脚踏板翻动灵活，轮椅打开、闭合顺畅
◆ 操作中		
1. 协助老年人上轮椅	• 从床（或椅子、坐便器等）转移到轮椅上	• 上轮椅时刹车制动
	• 照护人员松开轮椅刹车，打开轮椅，推轮椅至老年人床旁，刹车制动	• 照护人员首先应确认床的高度，要与轮椅的坐垫高度接近，轮椅必须带有刹车，脚踏板可折叠或拆卸，便于操作，保证老年人安全
	• 照护人员将轮椅靠近老年人身体健侧，轮椅与床夹角成30°～45°，刹车制动，脚踏板向上翻起。必要时，撤掉挡腿布	

操作步骤	操作程序	注意事项
1. 协助老年人上轮椅	• 老年人坐于床沿上，叮嘱老年人健侧手臂扶住照护人员肩臂部。健侧下肢足跟与床沿平齐，照护人员屈膝下蹲，双手环抱老年人腰部或抓紧背侧裤腰，双腿用力带动老年人平稳站起 • 照护人员以自己的身体为轴转动，带动老年人转体，将老年人移至轮椅前，平稳坐下 • 叮嘱老年人扶好扶手，照护人员绕到轮椅后方，两臂从老年人背后腋下伸入，使老年人身体靠紧椅背坐稳。双脚放在脚踏板上，系好安全带	• 照护人员首先应确认床的高度，要与轮椅的坐垫高度接近，轮椅必须带有刹车，脚踏板可折叠或拆卸，便于操作，保证老年人安全
2. 使用轮椅转运老年人	• 照护人员平稳匀速推行。上下坡道、台阶、进出电梯按照相应操作方法执行 • 上、下坡道的轮椅推行方法 上坡道：照护人员手握椅背把手均匀用力，两臂保持屈曲，身体前倾，平稳向上推行 下坡道：采用倒退下坡的方法。照护人员叮嘱老年人抓紧轮椅扶手，身体靠近椅背。照护人员握住椅背把手，缓慢倒退行走	• 推行过程平稳匀速 • 推轮椅时速度要慢，要叮嘱老年人的头及背向后靠，并抓紧扶手，勿向前倾或自行下车 • 遇到障碍物或拐弯时，照护人员应提前告知并提示 • 老年人乘坐轮椅每隔30分钟应变换体位，避免局部长期受压造成压疮

工作领域八　转运照护

操作步骤	操作程序	注意事项
2. 使用轮椅转运老年人	• 上、下台阶的轮椅推行方法 上台阶：脚踩踏轮椅后侧的杠杆，抬起前轮，以两后轮为支点，使前轮翘起移上台阶，再以两前轮为支点，双手抬车把带起后轮，平稳地移上台阶 下台阶：采用倒退下台阶的方法。照护人员叮嘱老年人抓紧扶手，提起车把，缓慢地将后轮移到台阶下，再以两后轮为支点，稍稍翘起前轮，轻拖轮椅至前轮移到台阶下	• 天气寒冷时可使用毛毯盖住老年人双腿进行保暖 • 转运过程中，观察老年人表现并询问感受，如感觉疲乏或不适，应就近休息或尽快返回，通知医护人员 • 进出门或遇到障碍物时，勿用轮椅撞门或障碍物
	• 上、下电梯推行的方法 上电梯：照护人员在前，轮椅在后，即轮椅以倒退形式进入电梯，并及时刹车制动 下电梯：确认电梯停稳，松开刹车，推行出电梯	
3. 协助老年人下轮椅	• 活动结束或到达目的地，刹车制动	• 下轮椅时刹车制动
	• 轮椅与床（或椅子、坐便器等）夹角成 30°～ 45°，刹车制动，脚踏板向上翻起，老年人双脚平稳踏在地面上，打开安全带	
	• 叮嘱老年人身体前倾，健侧手臂扶住照护人员肩臂部。健侧下肢足跟与轮椅坐垫前沿平齐，照护人员屈膝下蹲，双膝加紧老年人健侧膝部，双手环抱老年人腰部或抓紧背侧裤腰，双腿用力带动老年人平稳站起	
	• 照护人员以靠近床侧足跟为轴转身带动老年人转体，将老年人移至床前，平稳坐下	
◆ 操作后		
	• 整理用物：收起轮椅，推轮椅到指定存放处，收起轮椅并刹车制动	
	• 安置老年人，整理床单位	

》【任务评价】

轮椅转运任务学习自我检测单

姓名:	专业:	班级:	学号:

任务分析	轮椅的种类及性能	
	使用轮椅转运老年人的观察要点	
	识别异常情况并及时报告的方法	
任务实施	操作前:评估与准备	
	操作中:轮椅的使用及帮助	
	操作后:安置老年人与整理用物	

任务三 平车转运

》【任务导入】

任务描述

张爷爷，86岁，介助老人，独自在卫生间洗澡后更换衣服时不慎摔倒，照护人员接到呼叫信息后第一时间赶到现场，张爷爷自诉右侧大腿疼痛厉害，无法站立，照护人员边安慰老人边用手机联系医生，杨医生告知照护人员先不要搬动老人，他立即前往。杨医生赶到后经询问和检查，判断老人可能发生腿部骨折，照护人员需要用平车将老人转移到救护车上，送老人到医院做进一步检查。

任务目标

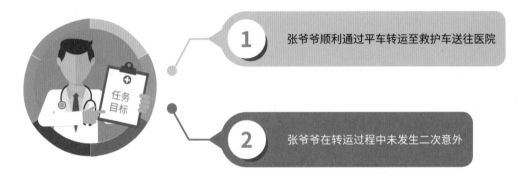

1. 张爷爷顺利通过平车转运至救护车送往医院

2. 张爷爷在转运过程中未发生二次意外

》【任务分析】

平车是协助老年人转运的常用工具，主要用于运送不能起床的老年人进行外出、检查和治疗等活动。

一、平车搬运法分类及适用情况

1. 挪动法。适用于病情允许且能在床上配合的老年人。

2. 一人搬运法。适用于病情允许且体重较轻的老年人。

3. 二人搬运法。适用于病情较轻，体重较重的老年人。

4. 三人搬运法。适用于病情较轻，但自己不能活动而体重又较重的老年人。

5. 四人搬运法。适用于颈椎、腰椎骨折或病情较重的老年人。

二、使用平车转运老年人的观察要点

1. 平车备用时，保证性能完好，处于清洁备用状态。

2. 平时注意检查平车性能面板是否平整、支架是否完好、轮胎气是否充足、刹车是否灵敏。

3. 使用平车前需评估老年人身体情况，确定适合平车运送。

4. 搬运时注意保护老年人病患处。骨折老年人搬运时应在车上垫木板，并做好骨折部位的固定和观察。

5. 多人转运时，动作要协调一致，上坡时老年人头在前，下坡时老年人头在后，以免老年人头低垂而不适，给老年人以安全感。

6. 在整个转运过程中注意观察老年人的面色及脉搏的改变。

三、识别异常情况并及时报告的方法

在转运过程中，老年人如出现面色苍白、呼吸急促、脉率加快或输液管路脱落等情况，应立刻通知医护人员进行处理。

》【任务实施】

操作步骤	操作程序	注意事项
◆ 操作前		
1. 评估与沟通	• 老年人的基本状态，年龄、体重、病情与躯体活动能力及病变部位	• 平车备用时，保证性能完好，处于清洁备用状态。
	• 老年人的认知情况、心理反应及合作程度	• 平时注意检查平车性能面板是否平整、支架是否完好、轮胎气是否充足、刹车是否灵敏
	• 平车性能是否良好	
2. 准备		
（1）照护人员准备	• 着装整洁，洗手，向老年人做好解释并征得同意	
（2）用物准备	• 平车上置以橡胶单和布单包好的垫子及枕头、带套的毛毯或棉被；如为颈椎、腰椎骨折或病情危重的老年人，应备帆布中单或布中单；如为骨折患者，应有木板垫于平车上	
（3）老年人准备	• 明确操作目的，了解平车运送的目的、方法及注意事项，并愿意配合，需要时可协助老年人排空大小便	
（4）环境准备	• 环境宽敞，道路通畅，便于操作	
◆ 操作中		
1. 检查平车	• 仔细检查平车各部件，将平车推至老年人床旁	
2. 与老年人沟通	• 向老年人解释操作的目的、方法和注意事项	
3. 搬运老年人		
（1）挪动法	• 移开床旁桌、椅，掀开盖被，协助老年人移至床边 • 将平车的大轮靠床头、小轮靠床尾推至与床平行，紧靠床边，调整平车或病床，使其高度一致 • 制动车闸或照护人员用身体抵住平车	• 妥善安置老年人身上的输液管及各类导管 • 搬运时注意保护老年人病患处。骨折老年人搬运时应在车上垫木板，并做好骨折部位的固定和观察 • 在整个转运过程中注意观察老年人的面色、呼吸及脉搏的改变

操作步骤	操作程序	注意事项
（1）挪动法	• 协助老年人按上半身、臀部、下肢的顺序，依次挪向平车。由平车回床时，顺序相反，先挪动下肢，再挪臀部和上半身 • 为老年人包裹被子，先向上反折脚端，再折近侧和对侧，颈部遮盖衣领 	• 转运过程中，患者的头部应卧于平车的大轮端。照护人员站在老年人头侧 • 平车上下坡时，老年人头部应位于高处 • 车速适宜，进出门时应先将门打开，不能用车撞门 • 冬季注意保暖，避免受凉
（2）一人搬运法	• 移床旁椅，松开盖被，协助老年人穿好衣服	
	• 推平车至床尾，使平车头端（大轮端）与床尾成钝角，制动车闸	
	• 搬运者站在钝角内的床边 	
	• 照护人员两脚前后分开，稍屈膝，一手自患者腋下伸至对侧肩部外侧，另一手伸至患者臀下 	
	• 嘱老年人双臂交叉于照护人员颈后，双手用力握住	
	• 抱起老年人，移步转身，将老年人轻轻放在平车上，卧于平车中央	
	• 为老年人包裹盖被	

操作步骤	操作程序	注意事项
（3）二人搬运法	• 移床旁椅，松开盖被，平车放置同一人搬运法	• 多人转运时，动作要协调一致，上坡时老年人头在前，下坡时老年人头在后。避免老年人头低垂而不适，给老年人以不安全感
	• 搬运者甲、乙两人站在同侧床边，将老年人双手置于胸腹部，协助其移至床边	
	• 甲一手托住老年人头、颈、肩部，一手托住腰部；乙一手托住老年人臀部，一手托住腘窝处。两人同时托起，使老年人身体向搬运者倾斜，移步走向平车，两人同时屈膝，手臂置推车上伸直，使老年人平躺于平车中央 	
	• 为老年人包裹盖被	
◆ 操作后		
	• 送老年人到指定地点，摆放老年人，摆放成舒适体位，确保老年人保暖舒适	
	• 整理床单位	
	• 洗手	
	• 记录	

》【任务评价】

平车转运任务学习自我检测单

姓名:		专业:		班级:		学号:	

任务分析	平车搬运法分类及适用情况
	使用平车转运老年人的观察要点
	识别异常情况并及时报告的方法
任务实施	操作前：评估与准备
	操作中：挪动与搬运
	操作后：安置与记录

9 工作领域九 急危应对

老年人由于各器官系统生理功能下降，反应能力减弱，容易发生跌倒、误吸、烫伤等意外伤害，最严重的情况是直接发生心跳呼吸骤停。照护人员能够协助医护工作者做好这些急危重症老年人的紧急救助，正确进行意外伤害的早期处理，对于维护老年人生命安全和身心健康有着十分重要的意义。照护人员要掌握如何对心脏骤停的老年人进行快速有效的现场心肺复苏，如何正确处理老年人跌倒，如何紧急去除老年人气管异物，以及老年人烫伤的初步处理。

学习目标

1. 掌握现场心肺复苏及海姆立克急救法的操作要点，老年人跌倒及烫伤后的初步处理的正确方法。

2. 熟悉老年人烫伤照护要点，老年人跌倒的预防、危害及照护要点。

3. 了解老年人烫伤的表现，老年人异物卡喉（气道异物）的表现，老年人跌倒的危险因素。

能够进行老年人现场心肺复苏，用海姆立克急救法帮助老年人清除卡在喉头或气管内的异物，以及意外跌倒及烫伤的救助。

能够积极迅速地应对老年人的各种急危重症，建立"时间就是生命或生命质量"的急救理念，配合医护人员救护。

任务目标

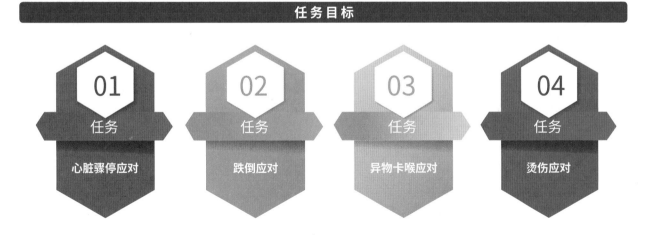

01 任务	02 任务	03 任务	04 任务
心脏骤停应对	跌倒应对	异物卡喉应对	烫伤应对

任务一 心脏骤停应对

≫【任务导入】

任务描述

陈奶奶，82岁，下午在活动时因未站稳而突然摔倒。一旁的照护人员立即跑到陈奶奶身边，发现陈奶奶呼之不应，面色发绀，未能看到胸廓起伏，掐人中没有反应。照护人员初步判断陈奶奶可能发生了心脏骤停，立即利用在急救培训课上学会的心肺复苏抢救技能紧急实施救助。

任务目标

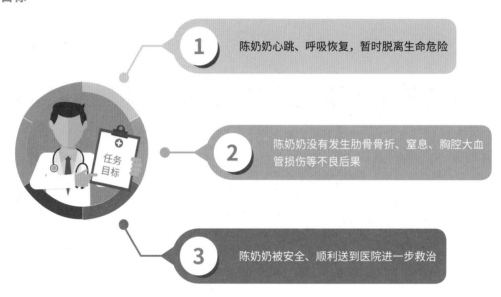

1 陈奶奶心跳、呼吸恢复，暂时脱离生命危险

2 陈奶奶没有发生肋骨骨折、窒息、胸腔大血管损伤等不良后果

3 陈奶奶被安全、顺利送到医院进一步救治

≫【任务分析】

心脏骤停是最危急的情况，发生于各种严重疾病（如心脑血管疾病、中毒等），也见于各种严重损伤等意外，在老年人中更常见。若不能在数分钟内恢复心跳呼吸，生命将难以挽回。因此，第一目击者（在发现心脏骤停者时，现场第一个做出反应、采取急救措施的人，他可以不是医务工作者，而是身处现场的每一个人）的紧急救助尤其重要，每一位公民都有必要掌握心脏骤停的现场复苏技术，为下一步的抢救赢得宝贵的时间。养老机构的照护人员更应掌握这一技能。

一、心脏骤停及判断

（一）心脏骤停及其表现

心脏骤停是指各种原因引起的心脏突然停止跳动，丧失泵血功能，导致全身各组织严重缺血、缺氧。主要表现为意识突然丧失、大动脉搏动消失、呼吸停止、瞳孔散大等。

（二）心脏骤停的判断

1. 一呼：突然意识丧失，呼之不应。

2. 二摸：心跳及大动脉（颈动脉或股动脉）搏动消失。最常在气管（喉结）旁开 1～2 厘米（气管与胸锁乳突肌中间的凹陷中）触摸颈动脉搏动以判断心跳是否存在。

3. 三看：呼吸停止，看胸廓无起伏。

4. 四照：瞳孔散大，对光反射消失。有手电筒者观察瞳孔对光反射。

只要存在意识丧失与大动脉搏动消失这两个征象，即可判断为心脏骤停，应立即行心肺复苏。切忌对怀疑心脏骤停的人反复测量血压和听诊心音或等待心电图而贻误抢救时机。

二、心肺复苏及其成功标志

（一）心肺复苏及其基本措施

心肺复苏术（cardiac pulmonary resuscitate，CPR）是针对心跳和呼吸骤停的伤者所采取的抢救措施，方法包括胸外心脏按压、人工呼吸、快速除颤等，目的是尽快使患者恢复有效通气和循环，维持脑的灌注，最终减轻因脑组织长时间缺血、缺氧导致的损害。

一般情况下，机体完全缺血缺氧 4～6 分钟后脑细胞就会发生不可逆转的损伤，因此，这段黄金救援期特别重要（4 分钟内复苏者一半可救活，4～6 分钟内复苏者 10% 被救活，人称"黄金 4 分钟"），不管心脏骤停发生在养老机构还是其他任何地方，第一目击者对伤者进行及时、有效的急救处理都有希望救人一命——时间就是生命。

判断心搏、呼吸停止后，CPR 分三个步骤：迅速建立有效循环（circulation，C）、通畅呼吸道（airway，A）和人工呼吸（breathing，B），即 CPR 的 CAB 三个环节。

（二）心肺复苏成功的标志

经过 5 个循环的胸外心脏按压及人工呼吸后，专业人员通过以下征象判断患者复苏成功：颈动脉和自主呼吸恢复，面色转红润，睫毛反射恢复，瞳孔由大变小，肢端转暖，肢体出现活动等。

》【任务实施】

操作步骤	操作程序	注意事项
◆ 操作前		
1. 评估呼救	• 环境安全：远离灾害现场等危险环境 • 救治能力：评估自身救助能力 • 意识丧失：轻拍并在患者两耳边大声呼叫，无反应 • 紧急求助：指定人员拨打急救电话 120 	• 若触电者，及时切断电源或用干木棒挑开电线 • 施救者做好自身防护措施 • 判断意识时禁止摇晃患者身体 • 有条件者取自动除颤仪（AED）
2. 安置体位	• 使患者仰卧于硬质平面。若在软床上，胸下必须垫一整块木板 	• 颈部无损伤者，需要翻转成仰卧位，注意保护头部：保持头、颈、躯干在同一轴线上，照护人员一手于后脑固定颈椎，一手绕过患者腋下固定肩膀翻身 • 怀疑有头颈、脊椎外伤者不宜搬动，以免造成二次损伤

操作步骤	操作程序	注意事项
3. 心肺评估	• 跪于伤者右侧，双腿分开与肩同宽。救助人员可跪于地面 • 评估呼吸与颈动脉搏动：解开衣领、腰带等，观察伤者胸腹部有无起伏，专业人员同时在喉结（气管）旁1～2厘米处触摸同侧颈动脉有无搏动，评估5～10秒 	• 观察呼吸，胸廓一起一伏为一次 • 非专业救助者不要求评估颈动脉搏动

◆ 操作中

操作步骤	操作程序	注意事项
1. 胸外心脏按压（C）	• 按压部位：胸骨中下 1/3 交界处，位于两乳头连线中点处 • 按压姿势：操作者跪于患者右侧，一手掌根放于胸骨，另一手平行重叠压在其手背，十指相扣，手指尽量翘起。有节奏地连续按压30次 • 按压深度：成人胸骨下陷5～6厘米 • 按压频率：成人100～120次/分，节律均匀（按压：回复时间 =1：1）	• 按压强调"用力按、快速按、不间断" • 按压部位必须正确，否则会导致肋骨骨折、损伤大血管或胃内容物反流等后果 • 胸外心脏按压时，必须肘关节伸直，掌根用力，手指翘起不贴胸壁，倾身向前，用身体的力量垂直下压，然后迅速放松，使胸廓充分回弹，但掌根不离开胸壁 • 按压频率适宜者，在15～18秒钟内完成30次按压
2. 开放气道（A）	• 清理气道：检查口鼻腔内有无异物，取出活动假牙及异物 • 开放气道：仰面抬颏法，左手肘关节着地，手掌压低前额，右手示指和中指轻抬下颌 	• 开放气道时，抬下颌的手指切勿压迫气管，应置于一侧下颌角处。抬起下颌使鼻孔朝天（下颌与耳垂连线与水平面垂直）

操作步骤	操作程序	注意事项
3.人工呼吸（B）	• 吹气动作：用压于患者前额手的拇指和示指捏住其两侧鼻翼，正常吸气后充分张嘴完全包住患者口腔并密合，缓缓吹气1秒以上，同时眼睛余光观察胸廓明显上抬；放开捏鼻手，胸廓自然回落后第二次吹气，连续吹气2次 	• 要求：每次吹气量500～600毫米，救助人员眼睛余光能看到胸廓明显起伏，吹气（伤者吸气）时间超过1秒 • 单人复苏按压：通气=30∶2，连续操作5个循环后迅速判断复苏效果 • 若旁边有AED（自动体外除颤仪），请优先使用
◆ 操作后		
	• 专业人员再次评估患者的颈动脉和自主呼吸，以及面色、睫毛反射、瞳孔、肢端温度等 • 整理衣物，将头偏向一侧，安慰患者，予心理支持和人文关怀，等待救护车到来	• 实施救治过程中患者有苏醒迹象即表明复苏成功 • 非专业人员只需评估自主呼吸是否恢复

≫【任务评价】

心脏骤停应对任务学习自我检测单

姓名：	专业：	班级：	学号：

任务分析	心脏骤停及判断	
	心肺复苏及其成功标志	

任务实施	操作前：CPR 评估与体位	
	操作中：CPR 的 C-A-B	
	操作后：CPR 效果评价	

任务二 跌倒应对

》【任务导入】

任务描述

张爷爷，72 岁，自理老人，半年前为陪伴中风的老伴住进养老院。某日上午，张爷爷在室外晾晒衣服时不慎摔倒。照护人员急忙跑过去询问情况并嘱咐他先不要乱动，但是张爷爷边说"没事"边站了起来。照护人员看到张爷爷的右脚滴血，经检查发现老人右脚皮肤擦破导致出血。照护人员及时通知医生并向部门主管汇报，医生到场检查后安排护士为老人右脚伤口进行清创处理并联系家属，要求家属陪同老人到医院做进一步检查。经检查，老人除右脚受伤外无其他不良后果。

任务目标

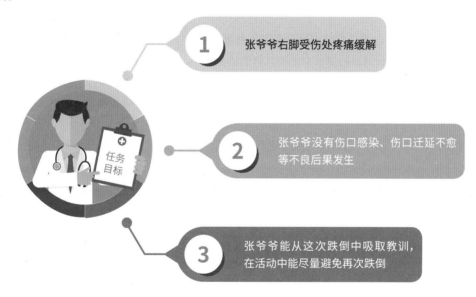

1　张爷爷右脚受伤处疼痛缓解

任务目标

2　张爷爷没有伤口感染、伤口迁延不愈等不良后果发生

3　张爷爷能从这次跌倒中吸取教训，在活动中能尽量避免再次跌倒

》【任务分析】

一、导致老年人跌倒的危险因素

（一）生理因素

1. 步态和平衡功能受损。步态的稳定性下降和平衡功能受损是引发老年人跌倒的主要原因。老年人为弥补其活动能力的下降，可能会采取更加谨慎的缓慢踱步行走，造成步幅变短、行走不连续、脚不能抬到一个合适的高度，使跌倒发生的危险性增加。另外，老年人中枢控制能力下降，对比感觉降低，躯干摇摆加大，反应能力下降，反应时间延长，平衡能力、协同运动能力下降，从而导致跌倒危险性增加。

2. 感觉系统功能下降。老年人常表现为视力、视觉分辨率、视觉的空间或深度感及视敏度下降，同时传导性听力损失、老年性耳聋等会影响听力，难以听到有关跌倒危险的警告声音或反应时间延长，从而增加了跌倒的危险性；老年人触觉降低也增加跌倒的危险性。

3. 中枢神经系统退行性变。中枢神经系统的退行性变影响老年人的智力、肌力、肌张力、感觉、反应能力、反应时间、平衡能力、步态及协同运动能力，使跌倒的危险性增加。

4. 骨骼肌肉系统改变。老年人骨骼、关节、韧带及肌肉的结构、功能损害和退化是引发跌倒的常见原因。骨骼肌肉系统功能退化会影响老年人的活动能力、步态的敏捷性、力量和耐受性，使老年人举步时抬脚不高、行走缓慢、不稳，导致跌倒危险性增加。老年人骨质疏松会使与跌倒相关的骨折危险性增加。

（二）病理因素

部分老年性疾病亦可导致老年人跌倒危险性增加。如泌尿系统疾病或其他原因伴随尿频、尿急、尿失禁等症状而匆忙去洗手间，排尿性晕厥等也会增加跌倒的危险性。

（三）药物因素

很多药物可以影响老年人的神智、精神、视觉、步态、平衡等方面而引起跌倒。可能引起跌倒的药物包括精神类药物（安定类、抗焦虑药等）、心血管类（抗高血压药等）、其他（降糖药、镇痛药、抗帕金森病药等）。

（四）心理因素

心理因素，如沮丧可能会削弱老年人的注意力，导致老年人对环境危险因素的感知和反应能力下降。另外，害怕跌倒也使行为能力降低，行动受到限制，从而影响步态和平衡能力而增加跌倒的危险。

（五）环境因素

昏暗的灯光，湿滑、不平坦的路面，在步行途中的障碍物，不合适的家具高度和摆放位置，楼梯台阶、走廊及卫生间没有扶手、只有蹲式便池等都可能增加跌倒的危险性，不合适的鞋子、过大过长的裤子和不适宜的行走辅助工具也与跌倒有关。室外的危险因素包括台阶和人行道缺乏修缮，雨雪天气、拥挤等都可能引起老年人跌倒。

（六）社会因素

老年人的教育和收入水平、卫生保健水平、享受社会服务和卫生服务的途径、室外环境的安全设计，以及老年人是否独居、与社会的交往和联系程度都会影响其跌倒的发生率。

医院常采用跌倒（坠床）危险因素评估表对住院患者进行高危患者评估和筛选，总分≥4分为跌倒（坠床）高危患者，须引起高度警惕。养老机构同样适用此表（表9-1），总分≥4分的老年人，照护人员应将其列为重点照护对象。

表 9-1　老年人跌倒（坠床）危险因素评估

序号	老年人跌倒（坠床）危险因素	分值（分）
1	年龄≥70岁	1
2	最近一年曾有不明原因跌倒（坠床）史	2
3	阿尔茨海默病	2
4	意识障碍	1
5	烦躁不安	4
6	肢体残缺或偏瘫	1
7	移动时需帮助	1
8	视力障碍	2
9	听力障碍	1
10	体能虚弱	2
11	头晕、眩晕、体位性低血压	2
12	不听劝告或不寻求帮助	1
13	服用影响意识或活动的药物，如镇静安眠剂、降压药、利尿剂、降血糖药、镇挛抗癫剂、麻醉止痛剂	1～2
合计		

二、老年人跌倒的危害

老年人跌倒死亡率随年龄的增加而上升。跌倒除了导致老年人因脑血管意外等原因而直接死亡外，还因骨折或其他损伤而导致残疾与长期卧床，并发肺部感染、压疮等严重后果，跌倒后数月死亡的老年人在跌倒老年人中比较常见。老年人跌倒严重影响他们的身心健康，如跌倒后的恐惧心理可能会影响老年人的活动能力，使其活动范围受限，生活质量下降。

》【任务实施】

操作步骤	操作程序	注意事项
◆ 操作前		
沟通与评估		
（1）沟通	• 照护人员：发现老年人跌倒，立即来到老年人身边，安慰老年人，给予心理支持	老年人跌倒后，不要急于扶起，要先判断情况，酌情处理
（2）评估	• 评估老年人：照护人员应评估老年人意识、性别、年龄、身体状况，是否能够站立或坐起	
◆ 操作中		
1. 意识不清者救助	• 紧急求助：指定人员拨打急救电话120	• 若老年人跌倒后意识不清或虽意识清醒，但初步判断情况较严重，应立即正确拨打急救电话 Who：我是谁（求救者信息） What：什么事 When：出事时间；急救车到达时间 Where：出事地点（标志性建筑） How：伤病员性别、人数 Number：联系方式 Last：让接线员先挂电话
	• 止血包扎：有外伤、出血，立即止血、包扎	
	• 保持呼吸道通畅：有呕吐者，将头偏向一侧，并清理口、鼻腔分泌物，保持呼吸道通畅	
	• 抽搐处置：抽搐者，移至平整软地面或身体下垫软物，防止碰、擦伤，必要时牙间垫被子角、较厚的衣服等，防止舌咬伤，不要硬掰抽搐肢体，防止肌肉、骨骼损伤	
	• 胸外心脏按压：如呼吸、心跳停止，应立即进行胸外心脏按压、人工呼吸等急救措施	• 胸外心脏按压时按压部位必须正确，否则会导致肋骨骨折、损伤大血管或胃内容物反流等后果
	• 如需搬动，保证平稳，尽量平卧	

操作步骤	操作步骤	注意事项
2. 意识清楚者救助	• 休息：受伤程度较轻者，可搀扶或用轮椅将患者送回病床，嘱其卧床休息并观察	• 救护过程中随时观察老年人的意识状态 • 识别异常情况并及时报告、酌情处理 • 不随意扶起或搬动老年人，若需搬动，保证平稳，尽量平卧休息
	• 止血包扎：对于皮肤出现瘀斑者进行局部冷敷，皮肤擦伤渗血者给予包扎	
	• 有外伤、出血，立即止血、包扎并护送老年人就医	
	• 查看有无肢体疼痛、畸形、关节异常、肢体位置异常等提示骨折情形，若有或无法判断，则不要随便搬动，以免加重病情，并立即拨打急救电话	
	• 查询有无腰、背部疼痛，双腿活动或感觉异常及大小便失禁等提示腰椎损害情形，若有或无法判断，则不要随便搬动，以免加重病情，并立即拨打急救电话	
	• 询问老年人跌倒情况及对跌倒过程是否有记忆，如不能记起跌倒过程，出现记忆丧失、头痛等情况，可能为晕厥甚至脑血管意外，应立即护送老年人就医或拨打急救电话	
	• 询问有无剧烈头痛或口角歪斜、言语不利、手脚无力等提示脑卒中的情况，若有，应立即拨打急救电话，不可立即扶起	
◆ 操作后		
风险防范	• 环境安全：对于衰弱或行动不便的老年人来说，养老院的环境安全对预防跌倒举足轻重：床单元设置合理，确保地面干燥，灯光照明适宜，走廊两侧、厕所安有扶手，浴室放置防滑垫，过道上不要堆积杂物，夜间有必要的照明，安装必要的报警和监控设备	• 养老机构避免易致老年人跌倒的环境因素是管理的重点之一。目标是减少老年人跌倒的风险或减轻跌倒引起的损害
	• 物品放置：热水瓶、拖鞋、便器等物品摆放在老年人方便使用的位置	
	• 关爱老人：肢体功能严重缺陷或功能障碍的老年人如厕时注意安全防范，原则上协助床上大小便，必要时由照护人员专人陪同如厕	
	• 变换体位：患有高血压的老年人起床、变换体位时动作要缓慢	

操作步骤	操作步骤	注意事项
风险防范	• 鼓励老年人坚持体育锻炼，保持精神愉悦，多参加社交活动，治疗控制高血压、糖尿病等老年慢病，避免使用不适当的药物等均可减少老年人跌倒的发生	
	• 跌倒高危老年人、照护人员及家属知晓"预防跌倒10知" （1）行动不便、虚弱、无法自我照顾、智力下降的老年人，请照护人员或家属在旁陪伴，协助活动 （2）下床时请慢慢起来，特别是您在服用某种特殊药物时，如降压药、安眠药等 （3）当您需要协助时，请按呼叫铃，照护人员会来到您身边 （4）保持地面干净，如地面弄湿，应及时请照护人员处理 （5）将您的物品收纳于柜中，保持走道通畅 （6）卧床时请拉起床栏，特别是躁动不安、意识不清时 （7）请穿上合适尺码的衣裤，以免绊倒 （8）将您的生活用品放在容易取到的地方 （9）房间保持灯光明亮，使您的行动更方便 （10）上厕所时如您需要帮忙，请按呼叫铃	

》【任务评价】

跌倒应对任务学习自我检测单

| 姓名： | | 专业： | 班级： | 学号： |

任务分析	导致老年人跌倒的危险因素
	老年人跌倒的危害

任务实施	操作前：跌倒评估	
	操作中：应急救助	
	操作后：风险防范	

任务三 异物卡喉应对

》【任务导入】

任务描述

董爷爷，84岁，住在某老年福利院，入院评估为中度认知障碍（阿尔茨海默病）。某日，老人的儿子带荔枝来看望老人，儿子告知父亲等自己洗手后给老人家剥开了吃，可就在老人儿子洗手时他自己拿起荔枝开始吃，结果荔枝核卡在了喉部，立即脸涨得通红并很快面色青紫、双眼圆瞪、双手乱抓喉部，表情极为痛苦。一旁的照护人员立即判断老人发生了异物卡喉（噎食、气道异物），并利用在急救培训课上学到的技能沉着冷静地进行紧急救助。

任务目标

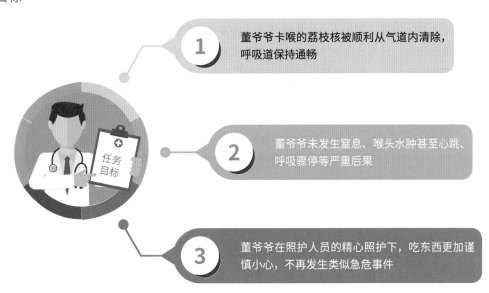

1 董爷爷卡喉的荔枝核被顺利从气道内清除，呼吸道保持通畅

2 董爷爷未发生窒息、喉头水肿甚至心跳、呼吸骤停等严重后果

3 董爷爷在照护人员的精心照护下，吃东西更加谨慎小心，不再发生类似急危事件

》【任务分析】

一、喉头或气管异物原因及识别

喉头或气管异物（异物卡喉）简称气道异物，常见于老年人和儿童，某些疾病（如精神病、阿尔茨海默病等）患者也较易发生，尤其他们中抢食或暴食者、边进食边从事某些活动者、进食滑溜且大小适宜的食物或异物等更易发生。一旦发生气道异物，极易导致窒息而危及生命。因此，在养老机构、幼儿园等工作人员中普及海姆立克急救法等气道异物的紧急救助技术，以及提高人们预防气道异物的理念与常识，有着非同寻常的意义。

（一）喉头或气管异物（异物卡喉）常见原因

1. 抢食和暴食者。多见于精神障碍的患者、中重度阿尔茨海默病患者。其原因多是服用抗精神病药物发生锥体外系不良反应，出现吞咽肌运动不协调而使食物卡住咽喉甚至误入气管。

预防噎食要点：进食时随时提醒老年人细嚼慢咽；对不能自行进食者，必须把固体食物切成小块儿，喂饭时确认上一口已经完全咽下才能喂下一口，切不可操之过急。尤其在吃汤圆、水饺、年糕等滑溜或黏性食物时要注意，千万不要整个放在老年人口中，他们最好不吃此类食物。

2. 药物不良反应或癫痫。在进食时抽搐发作或药物反应致咽喉肌运动失调所致。

3. 边讲话嬉笑边进食进水，尤其是坚果、果仁、糖块、甜果冻等细小或光滑的食物，在说笑时通过开放的会厌软骨处滑入喉头甚至气管。

预防异物进入气道的要点：避免进食进水时说笑、走路、玩耍或做其他运动，不要口含小、圆、滑的物品，如硬币、弹球、纽扣等。

（二）喉头或气管异物（异物卡喉）的识别

1. 异物卡住喉头甚至进入气管后，如果部分堵塞气道，可出现突然呛咳、不能发音、喘鸣、呼吸困难、面色口唇发绀等。双眼圆瞪、双手掐住喉部，表情痛苦、恐怖，伴有濒死感。

2. 异物进入气道后，严重者可完全堵塞气道，迅速出现窒息，导致意识丧失，甚至呼吸、心跳骤停。

（三）喉头或气管异物（异物卡喉）的危害

不管是异物卡喉，还是呕吐物误吸或痰液堵塞，都会造成老年人严重呼吸困难甚至窒息，可很快因严重缺氧而威胁生命，必须在数分钟内紧急清除进入喉头或气管的异物，恢复呼吸道通畅。

二、海姆立克急救法

当异物进入气道时，应立即采用海姆立克急救法（HeimlichManeuver，也称为海氏手技、海氏冲击法）进行抢救，紧急排除进入气道的异物，保持呼吸道通畅。

如果将人的肺部设想成一个气球，气管就是气球的气嘴儿，假如气嘴儿被阻塞，可以用手快速捏挤气球，气球受压球内空气上移，从而将出口的阻塞物冲出。

海姆立克急救法的具体原理：照护人员环抱老年人，向其上腹部快速施压，造成膈肌突然上升，胸腔压力骤然增加。由于胸腔是密闭的，只有气管一个开口，故气管和肺内的大量气体（450 ～ 500 毫升）就会突然涌向气管，将异物冲出，恢复气道通畅。该法被称为"生命的拥抱"或"人工咳嗽"，但不如老年人主动咳嗽有效。

》【任务实施】

操作步骤	操作程序	注意事项
◆ 操作前		
评估、沟通与准备		
（1）评估	• 评估老年人身体情况，有无意识不清，是否能够站立或坐起	• 老年人发生呼吸道堵塞时，首先用手指抠出或其他方法排除异物，在无效且情况紧急时才用海姆立克急救法。 • 因老年人胸腹部组织的弹性及顺应性差，故易致腹部或胸腔内脏破裂及出血、肋骨骨折等，故需严格把握冲击力度
（2）沟通	• 请清醒老年人不必恐慌，务必积极配合照护人员的急救	
（3）迅速准备	• 照护人员准备：站于清醒老年人身后或双腿跪于昏迷老年人大腿两侧	
	• 环境准备：光线充足，室内安静	
	• 老年人准备：清醒者站在照护人员身前，倾身向前，头部略低、张嘴；昏迷者取仰卧位	
◆ 操作中		
1. 清醒老年人	• 若老年人咳嗽或照护人员无法用手指取出喉部异物，则应紧急采取海姆立克急救法，帮助老年人去除气道异物	
	• 老年人取站立位或坐位	

操作步骤	操作程序	注意事项
1. 清醒老年人	• 照护人员站在老年人身后，双臂分别从两腋下前伸并环抱老年人，一手握拳于脐上方，另一手从前方握住手腕，双手向后、向上快速地用力挤压，迫使其上腹部下陷。反复实施，直至阻塞物排出为止 	• 在平时的健康教育中，可告知老年人若发生噎食且身边无人时，可自己用力咳嗽，也可自己实施腹部冲击（手法同海姆立克急救法）；或将上腹部压向任何坚硬、突出的物体（如椅背等）上，并且反复实施
2. 意识不清老年人	• 不能站立的老年人，就地仰卧，照护人员两腿分开跪于其大腿外侧，双手叠放用手掌根顶住腹部（脐部上方），有冲击性地、快速地向后上方压迫，然后打开下颌，如异物已被冲出，迅速掏出清理	• 对于极度肥胖的噎食老年人，应采用胸部冲击法，姿势不变，将左手的虎口贴在胸骨下端，不要偏离胸骨，以免造成肋骨骨折 • 若老年人已经发生心脏骤停，清除气道异物后立即实施心肺复苏
◆ 操作后		
	• 询问老年人有无不适，检查有无并发症发生	必要时转送医院继续诊治

》【任务评价】

异物卡喉应对任务学习自我检测单

姓名：	专业：	班级：	学号：

任务分析	喉头或气管异物原因及识别	
	海姆立克急救法	
任务实施	操作前：评估与准备	
	操作中：气道异物清除	清醒老年人的气道异物清除
		意识不清老年人的气道异物清除
	操作后：检查	

任务四 烫伤应对

》》【任务导入】

任务描述

李爷爷，87 岁，患阿尔茨海默病 5 年，住在某老年医疗中心的认知症病区。某日午餐时间，老人准备自行用微波炉加热食物，照护人员告诉李爷爷用微波炉加热食物有发生烫伤的危险，同时接过老人手里的饭盒放入微波炉中加热，并告诉李爷爷加热后给送到房间。可就在照护人员在为糖尿病老人发放餐前药时突然听到李爷爷在备餐间呼叫，同时听到饭盒摔在地上的声音。照护人员急忙跑去查看，发现李爷爷站在备餐间不知所措，甩着右手、跺着右脚，看到照护人员跑进来，带着哭腔解释："我不知道饭盒这么烫……"照护人员边安慰李爷爷，边检查他的手脚，发现其右手和右脚被烫伤，立即进行紧急处理。

任务目标

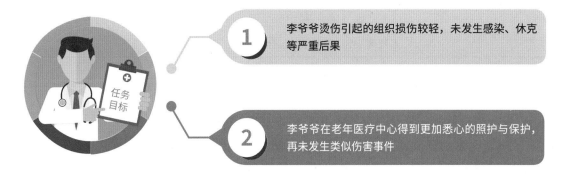

1 李爷爷烫伤引起的组织损伤较轻，未发生感染、休克等严重后果

2 李爷爷在老年医疗中心得到更加悉心的照护与保护，再未发生类似伤害事件

》》【任务分析】

由于老年人的生理、病理等原因，烫伤是老年人中最常见的意外损伤之一，可引起老年人剧烈疼痛等不舒适，严重者可导致休克、感染、影响自我形象等严重后果。老年人常身患糖尿病等多种慢病，一旦烫伤，愈合难度更大。所以，预防老年人烫伤是老年照护的首要任务之一。此外，养老机构的照护人员应了解烫伤面积估算及烫伤深度评估等相关知识，掌握老年人不慎烫伤以后"泡、脱、盖、送"等应急处理方法。

一、老年人烫伤的原因

（一）生理因素

老年人因神经系统及皮肤组织老化而导致痛、温觉减退，若使用热水袋或洗澡等温度和时间不当，一旦感觉皮肤疼痛或者有烧灼感时，往往已经造成皮肤烫伤。另外，老年人行动不便或者视力减退，日常生活中不小心碰倒热水杯或热水瓶等很容易被烫伤。

（二）病理因素或治疗不当

1. 患有糖尿病、脉管炎、心血管疾病的老年人周围神经病变，痛觉减退，沐浴或泡脚时很容易烫伤。

2. 老年人生病采用中医治疗时，中医拔罐、艾灸、针灸等理疗时，理疗器温度过高或者操作技术不当都会造成烫伤。

二、烧伤与烫伤

烧伤泛指由热力（火焰、热液、蒸汽及高温固体）、电能、放射线、化学腐蚀剂等致伤因子作用于人体引起的始于皮肤，由表及里的损伤。

烫伤是指由高温液体（沸汤、沸水、热油）、高温蒸气或高温固体（烧热的金属等）所致的损伤，是烧伤中最常见的类型。老年人与儿童是烫伤的高危人群，重点在于预防烫伤，关键在于烫伤后立即采取正确的处理方法。

三、烫伤（烧伤）程度的判断

烫伤程度取决于其面积和深度。

（一）烫伤面积估算

1. 手掌法。五指并拢的一只手为体表面积的1%，用于估算小面积烫伤。

2. 新九分法。适用于成年人（包括老年人），Ⅰ°烫伤不计入其中（表9-2）。

表9-2　烫伤面积估算（新九分法）

部位	成人各部位面积
头面颈部	共计1个9% 头发部3%、面部3%、颈部3%
双上肢	2个9%，共计18% 双手5%、双前臂6%、双上臂7%
双下肢	5个9%加1%，共计46% 双臀5%、双足7%、双小腿13%、双大腿21%
躯干	3个9%，共计27% 腹侧13%、背侧13%、会阴1%

新九分法口诀（诵一诵、指一指）：三、三、三,五、六、七,五、七、十三、二十一,十三、十三、会阴一。

（二）烫伤深度估计

1. 皮肤及皮下组织的结构：评估烫伤深度之前，必须先了解皮肤及皮下各层软组织的结构，包括皮肤（表皮、真皮）、皮下组织与肌肉，与烫伤深度及其症状密切相关的是皮肤与皮下组织的结构。

2. 烫伤深度评估。常用三度四分法评估烫伤深度。烫伤深度，由轻到重、由浅至深分为三度：Ⅰ°烫伤、Ⅱ°（又分为浅Ⅱ°和深Ⅱ°）烫伤、Ⅲ°烫伤，不同深度烫伤的表现和预后见表9-3。

表9-3　烫伤的表现与预后

烫伤分度		局部症状、体征	损伤深度及预后
Ⅰ°　烫伤		• 局部红、肿、热、痛，烧灼感，无水疱	• 仅伤及表皮生发层 • 3～5天愈合，不留瘢痕
Ⅱ° 烫伤	浅Ⅱ°烫伤	• 水疱较大、创面底部肿胀发红，感觉过敏、剧痛	• 伤及真皮的乳头层 • 2周可愈合，不留瘢痕
	深Ⅱ°烫伤	• 水疱较小，皮温稍低，创面呈浅红或红白相间，感觉迟钝、微痛	• 伤及真皮深层 • 3～4周愈合，留有瘢痕
Ⅲ°　烫伤		• 形成焦痂。创面无水疱、蜡白或焦黄，皮温低，感觉消失	• 伤及皮肤全层，达皮下、肌肉、骨等 • 2～4周焦痂分离，肉芽组织生长，形成瘢痕

》【任务实施】

操作步骤	操作程序	注意事项
◆ 操作前		
1. 评估与沟通	• 了解伤情，判断烫伤部位和程度，安抚伤者，稳定其情绪	• 老年人烫伤后应迅速脱离热源，以免继续损伤。时间紧迫时，照护人员不必充分自身准备后才帮助老年人处理烫伤
2. 准备	• 照护人员准备：洗手并用干净毛巾擦干，戴口罩	
	• 环境准备：光线充足，室内安静	
	• 老年人准备：离开危险现场，取舒适体位	
◆ 操作中		
1. Ⅰ°烫伤的紧急处理——浸水涂药	• 立即将伤处浸在凉水中进行"冷却治疗"，如有冰块，把冰块敷于伤处效果更佳，"冷却"超过 30 分钟。"冷却治疗"有降温、减轻余热损伤、减轻肿胀、止痛、防止起疱等作用	• 若穿着衣服或鞋袜部位被烫伤，切勿急忙脱去被烫部位的鞋袜或衣裤，以免造成表皮拉脱。应先用冷水直接浇到伤处及周围，然后脱去鞋袜或衣裤 • "冷却治疗"在烫伤后要立即进行，浸泡时间越早、水温越低，效果越好，因为烫伤后 5 分钟内烫伤的余热还在继续损伤皮肤。但水温不能低于 5℃，以免冻伤 • 冬天需注意身体其他部位的保暖
	• 若烫伤部位不是手或足，不能将伤处浸泡在冷水中"冷却治疗"时，则可将受伤部位用毛巾包好，再在毛巾上浇水，或用冰块敷效果更佳	
	• 随后用烫伤膏涂于烫伤部位，3～5 天便可自愈。切勿使用酱油、牙膏、肥皂等"民间土方"涂抹伤处，以免贻误病情甚至导致感染等不良后果	
2. Ⅱ°烫伤的紧急处理——泡、脱、盖、送	泡：用凉水低压冲洗或浸泡 30 分钟进行"冷却治疗" 脱：冲洗降温后，脱下烫伤处的衣物，脱衣过程必须谨慎，严防加大创面，必要时可以剪掉伤处的衣物 盖：用干净的布或衣服、毛巾等盖住伤处，保护水疱，防止感染 送：上述处理后立即送往医院就医	
	• 口诀：降温止痛防感染，保护水疱送医院	
	• 若伤处水疱已破，不可浸泡，以防感染。可用无菌纱布或干净手帕包裹冰块，冷敷伤处周围，立即就医	
3. Ⅲ°烫伤的紧急处理	• 立即用清洁的被单或衣服简单包扎，避免污染和再次损伤，创面不要涂擦药物，保持清洁，立即报告，迅速就医	
	• 如发现老年人面色苍白、神志不清甚至昏迷，应及时拨打急救电话 120	
◆ 操作后		
预防	• 整理用物，洗手，记录老年人烫伤的原因、伤处的面积、程度及处理要点	• 必要时转送医院继续诊治

老年照护 · 初级 养老服务职业技能培训教材

操作步骤	操作程序	注意事项
预防	• 老年人需掌握烤灯、湿热敷、热水坐浴等正确用法，不要随意调节仪器，必要时由照护人员协助，尤其老年人患有感觉运动缺失等后遗症时，更要高度关注和警惕	
	• 指导老年人安全使用生活设施：洗澡时先开冷水再开热水，结束时先关热水后关冷水；热水瓶放在固定或者房间的角落等不易碰倒的地方；房间内若需要使用蚊香时，将蚊香专用器放在安全的地方；使用电器时，反复告知注意事项，并定期检查电器是否完好	
	• 饮食方面：喝热汤或热水时，提前给老年人放至温凉，必要时向老年人说明	

》【任务评价】

烫伤应对任务学习自我检测单

| 姓名： | 专业： | 班级： | 学号： |

	老年人烫伤的原因	
任务分析	烧伤与烫伤	
	烫伤（烧伤）程度的判断	
	操作前：评估与准备	
任务实施	操作中：烫伤的紧急处理	
	操作后：预防